国家卫生健康委员会"十四五"规划教材

全国高等学校教材

新形态教材

U0658745

供医学检验技术专业用

临床基础检验学技术实验指导

第2版

主　编　胡志坚

副主编　唐　敏　张丽霞

编　者　（按姓氏笔画排序）

王　婷	江苏大学	胡志坚	九江学院附属医院
王世君	贵州医科大学	禹　莉	蚌埠医科大学
亓　涛	南方医科大学南方医院	高　瑶	福建医科大学
卢怀民	包头医学院	唐　敏	重庆医科大学
付　阳	四川大学华西医院	黄　辉	陆军军医大学
孙可歆	吉林医药学院	章海斌	南昌大学第二附属医院
何秋香	温州医科大学附属第一医院	葛晓军	遵义医科大学第二附属医院
张丽霞	南京医科大学第一附属医院	韩　峰	九江学院附属医院
陈玉玉	中南大学湘雅医学院附属肿瘤医院	廖　林	广西医科大学第一附属医院

编写秘书　韩　峰（兼）

人民卫生出版社

·北京·

图书在版编目（CIP）数据

临床基础检验学技术实验指导 / 胡志坚主编.

2 版. -- 北京：人民卫生出版社，2025.7. -- （全国高等学校医学检验专业第七轮暨医学检验技术专业第二轮规划教材）. -- ISBN 978-7-117-38283-0

Ⅰ. R446.1

中国国家版本馆 CIP 数据核字第 2025GP4208 号

人卫智网　www.ipmph.com	医学教育、学术、考试、健康，购书智慧智能综合服务平台	
人卫官网　www.pmph.com	人卫官方资讯发布平台	

临床基础检验学技术实验指导
Linchuang Jichu Jianyanxue Jishu Shiyan Zhidao
第 2 版

主　　编：胡志坚
出版发行：人民卫生出版社（中继线 010-59780011）
地　　址：北京市朝阳区潘家园南里 19 号
邮　　编：100021
E - mail：pmph @ pmph.com
购书热线：010-59787592　010-59787584　010-65264830
印　　刷：北京汇林印务有限公司
经　　销：新华书店
开　　本：787×1092　1/16　　印张：12
字　　数：300 千字
版　　次：2015 年 1 月第 1 版　　2025 年 7 月第 2 版
印　　次：2025 年 8 月第 1 次印刷
标准书号：ISBN 978-7-117-38283-0
定　　价：45.00 元

打击盗版举报电话：010-59787491　E-mail：WQ @ pmph.com
质量问题联系电话：010-59787234　E-mail：zhiliang @ pmph.com
数字融合服务电话：4001118166　E-mail：zengzhi @ pmph.com

新形态教材使用说明

　　新形态教材是充分利用多种形式的数字资源及现代信息技术，通过二维码将纸书内容与数字资源进行深度融合的教材。本套教材全部以新形态教材形式出版，每本教材均配有特色的数字资源，读者阅读纸书时可以扫描二维码，获取数字资源。

获取数字资源的步骤

① 扫描封底红标二维码，获取图书"使用说明"。

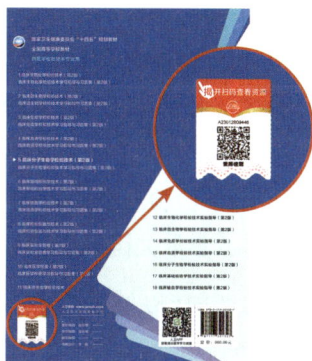

② 揭开红标，扫描绿标激活码，注册 / 登录人卫账号获取数字资源。

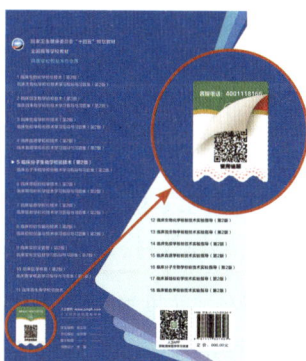

③ 扫描书内二维码或封底绿标激活码随时查看数字资源。

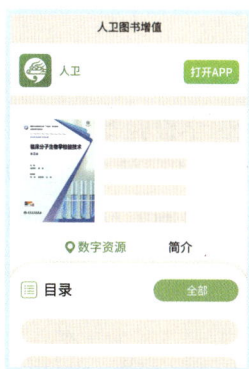

④ 登录 zengzhi.ipmph.com 或下载应用体验更多功能和服务。

扫描下载应用

客户服务热线 400-111-8166

读者信息反馈方式

　　欢迎登录"人卫 e 教"平台官网"medu.pmph.com"，在首页注册登录后，即可通过输入书名书号或主编姓名等关键字，查询我社已出版教材，并可对该教材进行读者反馈、图书纠错、撰写书评以及分享资源等。

全国高等学校医学检验专业第七轮暨医学检验技术专业第二轮规划教材修订说明

我国高等医学检验专业建设始于 20 世纪 80 年代初，人民卫生出版社于 1989 年出版了第一套医学检验专业规划教材，共 5 个品种。至 2012 年出版的第五轮医学检验专业规划教材，已经形成由理论教材与配套实验指导和习题集组成的比较成熟的教材体系。2012 年，教育部对《普通高等学校本科专业目录》进行了调整，将医学检验专业（五年制）改为医学检验技术专业（四年制），隶属医学技术类，授予理学学士学位。人民卫生出版社于 2013 年启动了新一轮教材的编写，在 2015 年推出了全国高等学校医学检验专业第六轮暨医学检验技术专业第一轮规划教材，对医学检验技术专业的发展起到了非常关键的引领和规范作用。

进入新时代，在推进健康中国建设，从"以治病为中心"向"以健康为中心"的转变过程中，医学检验技术专业的发展面临更多机遇与挑战。《国务院办公厅关于加快医学教育创新发展的指导意见》中明确指出，要推进医工、医理、医文学科交叉融合，加强"医学 +X"多学科背景的复合型创新拔尖人才培养。党的二十大报告也提出，要加强基础学科、新兴学科、交叉学科建设。医学检验技术属于典型的交叉学科，医工、医理结合紧密，发展迅速，学科内容不断扩增，社会需求不断增加，目前开设本专业的本科院校已增加到 160 余所，广大院校对教材建设也提出了新需求。

为促进教育、科技、人才一体化发展，人民卫生出版社在与教育部高等学校教学指导委员会医学技术类专业教学指导委员会、全国高等医学院校医学检验专业校际协作理事会联合对第一轮医学检验技术专业规划教材的使用情况进行广泛调研的基础上，启动全国高等学校医学检验专业第七轮暨医学检验技术专业第二轮规划教材的编写修订工作。

本轮教材的修订和编写特点如下：

1. 坚持立德树人，满足社会需求　从教材顶层设计到编写的各环节，始终坚持面向需求凝炼教材内容，以立德树人为根本任务，以为党育人、为国育才为根本目标。在专业内容中有机融入思政元素，体现我国医学检验学科 40 多年取得的辉煌成就，培育具有爱国、创新、求实、奉献精神的医学检验技术专业人才。

2. 优化教材体系，服务学科建设　为了更好地适应医学检验技术专业教育教学改革，体现学科特点，提升专业人才培养质量，本轮教材将原作为理论教材配套的实验指导类教材纳入规划教材体系，突出本专业的技术属性；第一轮教材将医学检验专业规划教材中的

《临床寄生虫检验》相关内容并入《临床基础检验学技术》，根据调研反馈意见，本轮另编《临床寄生虫学检验技术》，以适应院校教学实际需要。

3. 坚持编写原则，打造精品教材　本轮教材编写立足医学检验技术专业四年制本科教育，坚持教材"三基"（基础理论、基本知识、基本技能）、"五性"（思想性、科学性、先进性、启发性、适用性）和"三特定"（特定目标、特定对象、特定限制）的编写原则。严格控制纸质教材字数，突出重点；注重内容整体优化，尽量避免套系内教材内容的交叉重复；提升全套教材印刷质量，全彩教材使用便于书写、不反光的纸张。

4. 建设新形态教材，服务数字化转型　为进一步满足医学检验技术专业教育数字化需求，更好地实现理论与实践结合，本轮教材采用纸质教材与数字内容融合出版的形式，实现教材的数字化开发，全面推进新形态教材建设。根据教学实际需求，突出医学检验学科特色资源建设、支持教学深度应用，有效服务线上教学、混合式教学等教学模式，推进医学检验技术专业的智慧智能智育发展。

全国高等学校医学检验专业第七轮暨医学检验技术专业第二轮规划教材共 18 种，均为国家卫生健康委员会"十四五"规划教材。将于 2025 年出版发行，数字内容也将同步上线。希望广大院校在使用过程中能多提供宝贵意见，反馈使用信息，为第三轮教材的修订工作建言献策，提高教材质量。

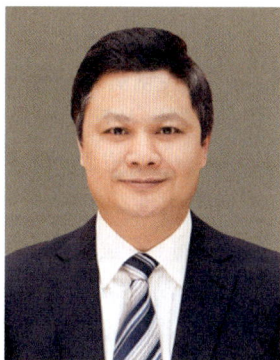

胡志坚

男，1968年11月出生，江西宁都人。教授，主任技师，硕士研究生导师。现任九江学院附属医院副院长，兼任全国高等院校医学检验专业校际协作理事会副理事长、中华医学会微生物学与免疫学分会委员、中国医师协会检验医师分会委员、中国中西医结合学会检验医学专业委员会委员、江西省医学会微生物与免疫学分会主任委员、江西省医学会检验医学分会副主任委员、江西省医学技术类专业教学指导委员会副主任委员、江西省细胞生物学会常务委员等职务。

从事检验医学临床、教学和科研工作30余年。九江学院国家一流本科专业医学检验技术建设点负责人，江西省高水平本科教学团队（医学检验技术课程）负责人、江西省一流本科课程和课程思政示范课程《临床基础检验学技术》课程负责人，作为主编、副主编、编委参编医学检验专业教材18本，主持或主要参与科技部重大科学研究计划、国家自然科学基金、江西省自然科学基金等科研课题20余项，教育部产学合作协同育人项目和江西省教改课题等10余项。近5年发表论文20余篇，担任《中华预防医学杂志》《中华医学教育探索杂志》等杂志审稿人。

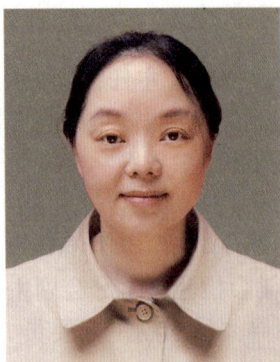

唐　敏

　　女，1975年10月出生，四川省达州人。中共党员，医学博士，教授，硕士生导师。主持及参与国家级、省部级及厅局级科研项目10余项，以通信作者在 *Genes and Diseases*，*Cell Death & Disease* 等杂志发表 SCI 文章10余篇。作为副主编、编委参与人民卫生出版社、北京大学医学出版社等出版的《实验诊断学》《临床基础检验诊断学》《临床检验医学》等10本教材编写工作。获得全国医学检验技术专业优秀教改论文一等奖、全国医学检验技术专业金微课大赛一等奖等在内的多项教学奖励。

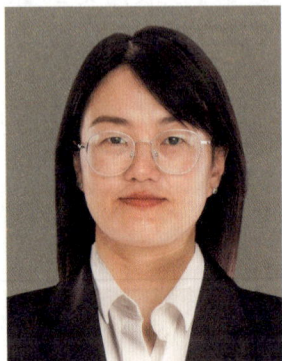

张丽霞

　　女，1977年4月出生，江苏省丹阳人。博士，主任技师，副教授，美国加利福尼亚大学洛杉矶分校访问学者。南京医科大学第一临床医学院医学检验学系血液学与体液学检验教研室主任。中国医师协会检验医师分会临床检验学组组员，中国中西医结合学会检验医学专业委员会形态学分析诊断专家委员会委员，长三角细胞形态学诊断专科联盟专委会副主任委员，江苏省医学会检验学分会临检学组委员。主持课题3项，发表论文30余篇，作为主编、副主编、编委参编专业教材14部，《血细胞分析报告规范化指南》执笔人之一。

前　言

《临床基础检验学技术实验指导》作为《临床基础检验学技术》的配套教材，自2015年出版以来，在高等学校医学检验技术专业和医学实验技术专业广泛使用，同时成为临床医师、检验医师、检验技师、进修人员和实习生等在临床工作中的重要参考书籍。

《临床基础检验学技术实验指导》（第2版）的编写在前版的基础上传承与创新，遵循医学检验技术专业培养目标，强化学生的实践能力培养，坚持"以技为先"的原则，精心选择实验项目，注重操作技术的标准化与规范化，以实现医学检验技术专业的培养目标。

本书共分为14章，包括基础技能实验、血液一般检验、血型检验、尿液检验、粪便检验、阴道分泌物检查、精液与前列腺液检查、脑脊液检验、浆膜腔积液检验、关节腔积液检验、脱落细胞检验、液体活检技术、综合性实验和设计性实验。每项实验基本按照目的、原理、材料、操作、参考区间、注意事项和讨论7个层次进行编写。

在编写过程中，为了使医学检验技术专业全套教材统一，我们进行了如下调整：①将普通光学显微镜的使用、微量吸管的使用、改良牛鲍血细胞计数板的使用、血涂片的制备和染色、血液标本采集技术合并为基础技能实验。②删除寄生虫检验实验，归入《临床寄生虫学检验技术》。③增加了尿液分析仪、粪便沉渣自动分析仪性能验证。④增加了液体活检技术基础实验。⑤为了增强学生的综合技术能力与创新思维，我们根据临床基础检验学技术常见问题重新编写了综合性实验和设计性实验，要求学生根据提供的背景资料，分析问题、设计并完成实验。⑥同时编写了数字内容，包括PPT、实验流程、实验操作视频、实验操作评分细则等。⑦本教材的参考区间采用新颁布的中华人民共和国卫生行业标准。

本书在编写过程中得到九江学院和各参编单位的大力支持，感谢许文荣教授、林东红教授及全体理论教材编者的悉心指导；感谢全体编者的辛勤付出！前版实验指导为我们提供了宝贵的经验和参考，在此，向前版编者表示衷心的感谢和崇高的敬意！

由于编者水平有限，内容和文字方面的不足与疏漏在所难免，敬请各位专家和读者提出宝贵意见，以备进一步修订，并致谢意！

胡志坚

2025年6月

目　录

第一章　基础技能实验

实验一　普通光学显微镜的使用

【目的】

掌握普通光学显微镜的使用方法。

【原理】

利用光学成像原理,通过调节显微镜光源、焦距等操作,使标本在一定放大倍数下成像,以清晰显示其形态及细微结构。

【材料】

1. **器材**　普通光学显微镜(图 1-1)、拭镜纸。

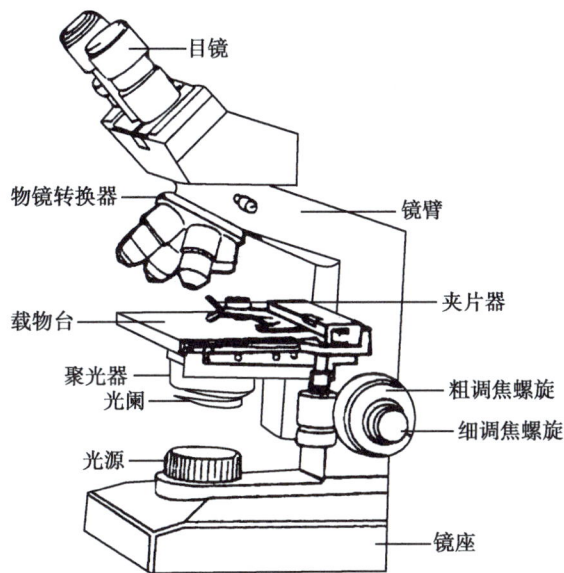

图 1-1　普通光学显微镜结构图

2. **试剂**　香柏油、镜头清洁液(95% 乙醇或乙醇 - 乙醚混合液)。
3. **标本**　瑞特染色血涂片。

【操作】

1. **取显微镜**　一手握镜臂,一手托镜座,将显微镜平放在实验台。连接电源,开启光源。
2. **放置标本**　将血涂片置于载物台上,用夹片器固定。调节标本位置,使待观察部位对准通光孔的中心。

3. 低倍镜观察　转动物镜转换器，将10倍物镜对准通光孔，转动粗调焦螺旋，使载物台缓慢升起至接近血涂片处为止。双眼注视目镜内，调节瞳距使双眼视野重合，降低聚光器、缩小光阑、调节光源亮度，使视野亮度适宜。缓慢转动粗调焦螺旋降低载物台至见到物像，再微调细调焦螺旋使物像清晰，进行观察。

4. 高倍镜观察　将低倍镜下找到的清晰目标物像移至视野中央，转换40倍物镜对准通光孔，微调细调焦螺旋至物像清晰，进行观察。

5. 油镜观察　将低、高倍物镜下找到的清晰目标物像移至视野中央，将物镜转成"八"字形，在视野中央上滴加一滴香柏油，转换为100倍油镜，镜头对准通光孔与镜油接触，升高聚光器与载物台平齐、放大光阑、调亮光线。微调细调焦螺旋至物像清晰，进行观察。

6. 收镜　转动粗调焦螺旋，使载物台降至最低，取出血涂片，取拭镜纸滴上1～2滴镜头清洁液拭净油镜镜头。清洁载物台，将物镜转成"八"字形，聚光器降至最低，调暗光线、关闭光源、拔下插座。将显微镜放回原位。

【注意事项】

1. 准备工作　①显微镜存放环境应防震、防潮、防尘、防晒、防温差过大。最好建立专用显微镜储存室，由专人管理和维护。②取镜时应双手持镜。显微镜须平置于台面，距离边缘4cm左右。③观察时，工作台与凳子高度要合适，坐姿端正，双眼同时观察。

2. 操作过程　①光源亮度调到最小时开启/关闭电源，以延长光源的使用寿命；光源亮度以物像清晰、观察舒适为宜。②显微镜检查时，低倍镜主要应用于浏览全片、观察涂片质量，观察较大成分和计数（尿液管型、粪便寄生虫虫卵、部分细胞计数等）、估计骨髓增生程度等；高倍镜主要应用于血细胞、体腔液、排泄物和分泌物检验等；油镜主要应用于细胞分类和形态检验等。③转换物镜时要使用物镜转换器，以免光轴弯曲。④调焦时以转动粗调焦螺旋为主，尽量少用细调焦螺旋，以延长机械系统的寿命。尤其是油镜观察时，切记粗调焦螺旋只能用于下移载物台，以免压碎涂片，损坏镜头。⑤更换标本时应先降低载物台或移转镜头，避免玻片损伤镜面。⑥擦拭镜头须用镜头清洁液，缓慢由内向外旋转、轻轻擦拭，不可用力以免损伤镜头。

3. 如无特殊备注，本书中低倍镜即10倍目镜×10倍物镜；高倍镜即10倍目镜×40倍物镜；油镜即10倍目镜×100倍物镜。

【讨论】

1. 转换低倍镜、高倍镜和油镜观察时，应如何调节光源亮度、聚光器及光阑以获得最佳观察效果？

2. 显微镜在使用和维护方面要注意哪些问题？

实验二　微量吸管的使用

【目的】

掌握微量吸管的使用方法。

【原理】

挤压乳胶吸头使微量吸管内产生负压而吸取液体。

【材料】

1. **器材** 微量吸管、带孔乳胶吸头、2ml 移液管、吸耳球、试管、试管架、无菌干脱脂棉。

2. **试剂** 生理盐水。

3. **标本** 末梢血或 EDTA 抗凝新鲜全血。

【操作】

1. **准备器材** 将带孔乳胶吸头套在洁净的微量吸管上，注意两者连接处应严密不漏气。取试管置于试管架上备用。

2. **加稀释液** 取试管 1 支，加入生理盐水 2ml。

3. **持管吸血** 右手拇指和中指夹住吸管与吸头的连接处，示指按住吸头小孔（图 1-2）。拇指和中指轻微用力，排出适量气体使管内产生负压。将吸管尖插入血液标本中，拇指和中指缓慢松开，吸取血液至所需刻度后抬起示指，吸管尖移离血液标本。

4. **拭去余血** 用无菌干脱脂棉沿吸管方向从上向下快速拭净管外余血，并将管内多余的血液轻轻吸出，使管内血量达到所需刻度。

5. **释放血液** 将吸管插入含生理盐水的试管底部，缓慢排出吸管内血液，再吸取试管内上清液冲洗吸管内余血 2～3 次，最后将管内残余液体完全排净。

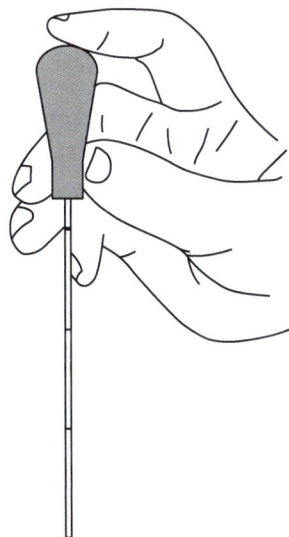

图 1-2 持管吸血方法示意图

【注意事项】

1. 微量吸管的使用是手工法临床检验的基本技术之一，吸量的准确性和精确度受诸多因素影响，如微量吸管的质量和清洁度、操作者技术熟练程度等。

2. 操作过程 ①挤压带孔乳胶吸头时力度应适宜，吸取标本时动作一定要慢，以免血液被吸入带孔乳胶吸头内。②吸血过程中管尖始终不离开液面，防止产生气泡。③如果是皮肤采血法取血，吸血过程中吸管口不要抵住皮肤，否则血液不能吸入管中。④吸血量不能超过所需刻度线 2mm，以免吸管内壁黏附过多血液影响计数结果。⑤吸血后拭净管外余血，以保证吸血量准确。

3. 废弃的微量吸管属于损伤性医疗废物，必须置于专用的锐器盒或耐扎容器中，再由指定的医疗废物处理单位处置。

【讨论】

怎样做好微量吸管取血的质量保证？

实验三 改良牛鲍血细胞计数板的使用

【目的】

掌握改良牛鲍血细胞计数板的结构和使用方法。

【原理】

将稀释混匀的血液或体液细胞悬液，滴入具有固定体积和精密刻度的改良牛鲍血细胞计数板计数室内，在显微镜下观察并计数一定区域内的细胞数，再乘以稀释倍数，最终换算成单位体积内的细胞数。

【材料】

1. 器材

（1）改良牛鲍血细胞计数板及盖玻片：改良牛鲍血细胞计数板由优质厚玻璃制成。每块计数板由"H"形凹槽分成2个相同的计数室（图1-3）。计数室两侧各有一条支持柱，较计数室平面高0.10mm。将特制的专用盖玻片覆盖其上，形成高0.10mm的计数室。计数室内有9个大方格，每格长、宽为1.0mm，面积为1.0mm²，容积为0.1mm³（μl）。其中，中央大方格用双线划分为25个中方格，每个中方格再用单线划分为16个小方格；位于四角的4个大方格用单线划分为16个中方格（图1-4）。计数室计数区域的选用取决于标本中细胞浓度，常见应用方法见表1-1。盖玻片为特制的长方形玻璃，通常规格为长25mm、宽20mm、厚0.6mm。

（2）其他：试管、试管架、移液管、吸耳球、微量吸管或玻棒、乳胶吸头、显微镜、绸布。

2. 试剂 红细胞稀释液。

3. 标本 末梢血或EDTA抗凝新鲜全血。

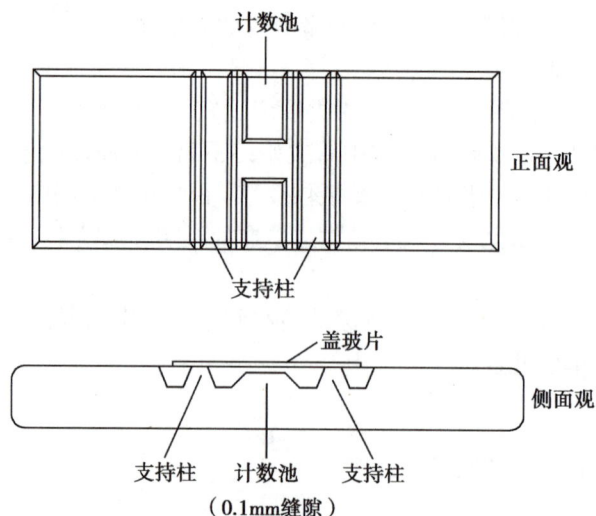

图 1-3 改良牛鲍血细胞计数板结构图

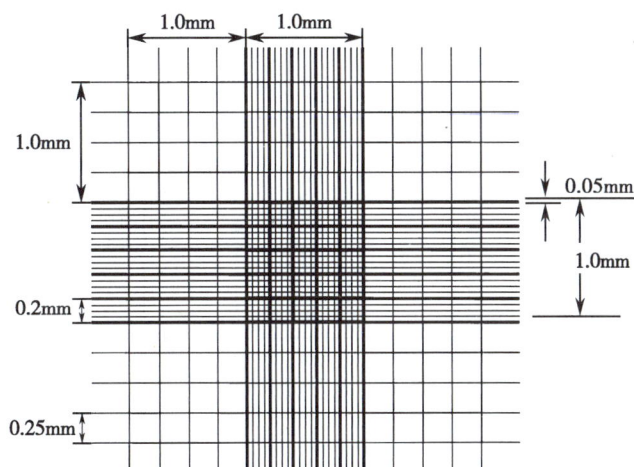

图1-4 计数室模式图

表1-1 改良牛鲍血细胞计数板的应用

计数细胞种类	计数域	计算公式(细胞数/L)
红细胞、血小板	中央大方格中的四角及中央5个中方格	$N \times 5 \times 10 \times$ 稀释倍数 $\times 10^6$
白细胞	四角4个大方格	$N/4 \times 10 \times$ 稀释倍数 $\times 10^6$
嗜酸性粒细胞、体腔液细胞	两侧计数室四角及中央5个大方格共10个大方格	$N \times$ 稀释倍数 $\times 10^6$
精子	视精子浓度确定计数区域	

【操作】

1. **准备计数板** 取洁净的改良牛鲍血细胞计数板平置于操作台上,采用"推式法"从计数板下缘向前平推盖玻片,将其盖在计数室上。

2. **稀释血液** 取试管1支,加入红细胞稀释液2ml,再加血液10μl,立即混匀配制成细胞悬液。

3. **充池** 充分混匀细胞悬液,用微量吸管吸取或用玻棒蘸取细胞悬液1滴,滴于计数室和盖玻片交界处,利用虹吸作用让液体顺其间隙充满计数室。静置2～3分钟,待细胞下沉。

4. **计数** 先用低倍镜观察,降低聚光器、缩小光阑使光线减弱,以便观察整个计数板结构和血细胞分布情况。在高倍镜下依次计数计数室内中央大方格中四角及中央5个中方格的红细胞数并记录总数N(图1-5)。

5. **计数原则** 按照一定顺序逐格计数(图1-5),对压线细胞遵循"数上不数下、数左

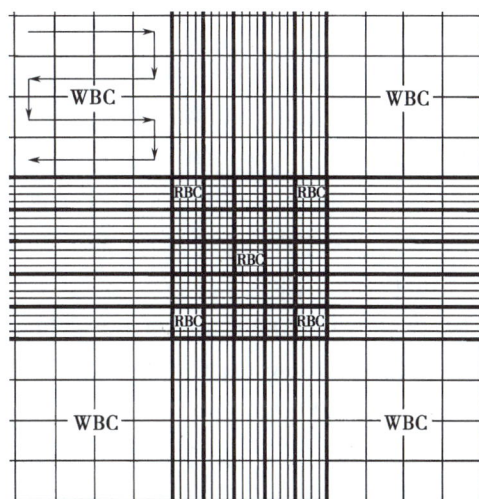

图1-5 红细胞、白细胞计数区域和计数顺序

5

不数右"的原则（图1-6），以免重复或遗漏。

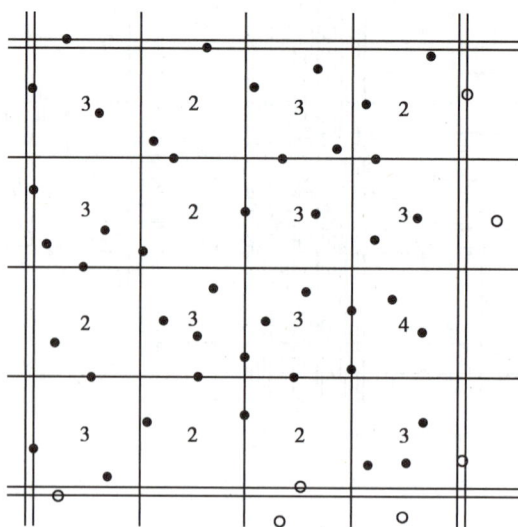

图1-6 细胞计数原则

计数黑色点，不计数白色点，方格内数字为应计细胞数目。

6. 计算 根据公式换算后得出每升血液中红细胞数量。

$$红细胞数 / L = N \times \frac{25}{5} \times 10 \times 201 \times 10^6 / L \approx \frac{N}{100} \times 10^{12} / L$$

N：表示5个中方格内数得的红细胞数；

$\times \frac{25}{5}$：将5个中方格红细胞数换算成1个大方格红细胞数；

$\times 10$：将1个大方格红细胞数换算成1μl血液内红细胞数；

$\times 201$：血液的稀释倍数；

$\times 10^6$：将1μl换算成1L。

【注意事项】

1. 改良牛鲍血细胞计数板和盖玻片

（1）质量检定：按照中华人民共和国国家计量检定规程《血细胞计数板（试行）》（JJG552—88），计数板启用前及使用后每隔1年都要检定1次，以防不合格或磨损而影响计数结果的准确性。检定项目包括①盖玻片检查：包括厚度和平整度。厚度检查使用千分尺对盖玻片的厚度进行多点测定，最少测9个区，每区测2个点，要求区域间厚度差<±2μm；平整度检查使用平面平晶仪检测盖玻片两表面的干涉条纹，其条纹细密均匀或微量弯曲即符合要求。②计数板检查：使用严格校正的目镜测微计测量计数室的边长，误差应在±1%（即1mm±0.01mm）以内；将微米级千分尺尾部垂直架在计数板两堤上，移动尾部微米级千分尺，多点测量计数室的高度误差应在±2%（即0.1mm±2μm）以内。

（2）清洁与保养：操作中手指勿接触计数板表面，以防污染。计数板和盖玻片使用后应依次用95%（V/V）乙醇、蒸馏水、棉球擦拭，最后用清洁绸布拭净。切勿用粗糙织物擦拭，以免磨损计数板上的刻度。

2. 充液 计数板应平放。充液前要充分混匀细胞悬液。充液必须一次性完成，不能断续充液、满溢、不足或有气泡，否则应拭净计数板及盖玻片后重新操作。充液后不能移动或触碰盖玻片。

3. 静置 充液后一般需要静置一段时间让细胞下沉，根据细胞特点确定静置时间：计数红细胞和白细胞一般需静置 2～3 分钟，计数血小板则需静置 10～15 分钟。放置时间过长应注意保湿，避免造成细胞悬液挥发。

4. 计数 血液稀释后应在 1 小时内计数完毕，以免血细胞凝集、稀释溶血、液体挥发后浓缩或分布不均。若细胞分布不均，应重新充液计数。计数红细胞、血小板用高倍镜，计数白细胞用低倍镜。应遵循计数原则，计数细胞时注意与非细胞成分相区别。

【讨论】

1. 使用改良牛鲍血细胞计数板计数细胞应如何保证结果的准确性？
2. 如何检定改良牛鲍血细胞计数板和盖玻片？

实验四　血涂片的制备和染色

【目的】

掌握血涂片的制备和染色方法。

【原理】

取一滴血于载玻片上用推片推成均匀的血膜涂片，并进行染色。常用的瑞特染料含伊红和亚甲蓝，细胞中的碱性物质与酸性染料伊红结合而染成红色；酸性物质与碱性染料亚甲蓝结合而染成蓝色；中性物质与伊红和亚甲蓝均可结合，染成淡紫红色。最终使不同细胞呈现各自的染色特点。

【材料】

1. 器材

(1) 载玻片：规格为 25mm×75mm，厚度 0.8～1.2mm。

(2) 推片：选择边缘光滑的玻片，在两角分别作斜线标记，然后用玻璃切割刀裁去两角，制成约 15mm 宽度的推片。

(3) 其他：吸耳球、显微镜、一次性采血针或注射器、微量吸管、乳胶吸头、记号笔、蜡笔和染色架。

2. 试剂

(1) 瑞特 (Wright) 染液

1) Ⅰ液：Wright 染料 1.0g、甲醇 (AR 级以上) 600ml、甘油 15ml。将全部染料放入清洁干燥的乳钵中，先加少量甲醇慢慢研磨 (至少 30 分钟)，使染料充分溶解，再加少许甲醇混匀，然后将溶解部分倒入洁净的棕色瓶内，乳钵内剩余未溶解的染料，再加入少许甲醇细研，如此反复，直至染料全部溶解，甲醇用完为止。最后再加 15ml 甘油密闭保存。

2) Ⅱ液：磷酸盐缓冲液 (pH 6.4～6.8)。取磷酸二氢钾 (KH_2PO_4) 0.3g 和磷酸氢二钠 (Na_2HPO_4) 0.2g，加蒸馏水至 1 000ml。配好后用磷酸盐溶液校正 pH，塞紧瓶口贮存。也可配成 10 倍浓缩液,使用时再稀释。

(2)吉姆萨(Giemsa)染液:包含 Giemsa 染料 1.0g、甲醇(AR 级以上)66ml、甘油 66ml。将染料全部倒入盛有 66ml 甘油的圆锥烧瓶内,在 56℃水浴锅中加热 90～120 分钟,使染料与甘油充分混匀溶解,然后加入 60℃预热的甲醇,充分摇匀后放棕色瓶内,室温下静置 7 天,过滤后使用。此染液放置越久,染色效果越好。

(3)瑞特 - 吉姆萨(Wright-Giemsa)复合染液

1)中性甘油:取甘油与水按体积比 1:1 混合,加酚酞指示液 2～3 滴,用 0.1mol/L 氢氧化钠溶液滴定至溶液显粉红色即可。

2)Wright-Giemsa 复合染液 I 液:Wright 染料 1.0g、Giemsa 染料 0.3g、甲醇(AR 级以上)500ml、中性甘油 10ml。将 Wright 染料和 Giemsa 染料置洁净研钵中,加少量甲醇研磨片刻,吸出上层混合液。反复数次,至 500ml 甲醇用完为止。将上层液体收集于棕色玻璃瓶中,每天早、晚各摇 3 分钟,共 5 天,存放 1 周后即可使用。

3)II 液:磷酸盐缓冲液(pH 6.4～6.8)。取磷酸二氢钾(KH_2PO_4)6.64g 和磷酸氢二钠(Na_2HPO_4)2.56g,加蒸馏水至 1 000ml。配好后用磷酸盐溶液校正 pH。

3. **标本** 末梢血或 EDTA 抗凝血。

【操作】

1. **标记** 在载玻片的一端用记号笔编号,或注明受检者姓名。

2. **取血** 采集末梢血 1 小滴或用玻棒、微量吸管取 EDTA 抗凝血 1 小滴(5～8μl),置于距载玻片一端 1cm 处或整片 3/4 处的中央。

3. **推片** 左手平执载玻片两端,右手持推片从血滴前方向后移动并接触血滴,使血液沿推片边缘展开,至距边缘 5mm 时,将推片与载玻片呈 30°～45°,匀速向前将血液推制成厚薄适宜的血涂片(图 1-7)。

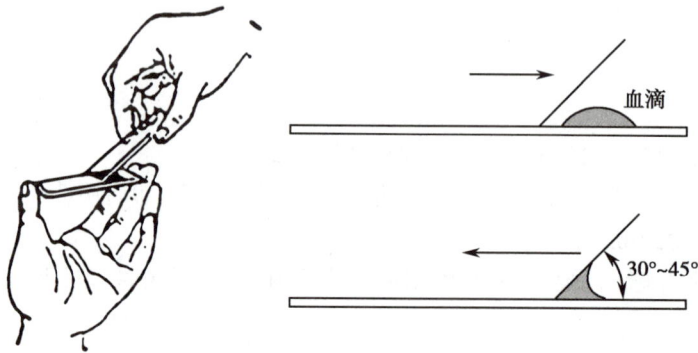

血滴

30°~45°

图 1-7　血涂片制备示意图

4. **干燥** 将推好的血涂片在空气中晃动,使其迅速干燥完全。

5. **染色**

(1)Wright 染色法

1)标记:用蜡笔在血涂片一端编号,并在血膜两端各划一条直线,以防染色时染液外溢。

2）加 Wright 染液：将血涂片平放于染色架上，滴加染液 3～5 滴，以覆盖整个血膜为宜，染色约 1 分钟。

3）加缓冲液：滴加等量或稍多的缓冲液，用吸耳球轻吹使染液与缓冲液充分混合，染色 5～10 分钟。

4）冲洗：用细的流动水从血涂片的一端冲去染液，30 秒以上。血涂片干燥后即可镜检。

（2）Giemsa 染色法

1）标记：用蜡笔在血涂片一端编号。

2）固定：将血涂片用甲醇固定 3～5 分钟。

3）染色：将固定的血涂片置于被 pH 6.4～6.8 的磷酸盐缓冲液稀释 10～20 倍的 Giemsa 染液中，浸染 10～30 分钟（标本较少可用滴染）。取出用流水冲洗，干燥后备用。

（3）Wright-Giemsa 复合染色法：操作步骤同 Wright 染色法，用 Wright-Giemsa 复合染液 Ⅰ液和 Ⅱ液分别替代 Wright 染液 Ⅰ液和 Ⅱ液。

6. 观察结果

（1）肉眼观察：染色前血膜呈肉红色、舌形，厚薄适宜，头、体、尾分明，血膜两侧应留有空隙（图 1-8）；染色后血膜呈淡紫红色。

（2）显微镜观察：将干燥后的血涂片置于显微镜下观察。用低倍镜观察血涂片体、尾交界处的细胞分布及染色情况。油镜下，成熟红细胞呈粉红色或琥珀色；白细胞核呈紫色，粒细胞胞质颗粒呈现特有的颜色；单核细胞胞质呈浅灰蓝色；淋巴细胞胞质呈淡蓝色；血小板呈紫色。

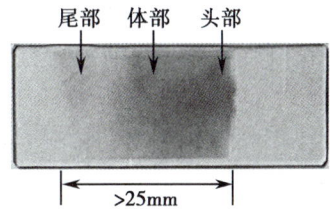

图 1-8　标准血涂片示意图

【注意事项】

1. 载玻片　①必须清洁、干燥、中性、无油脂，表面无划痕、边缘完整。新载玻片常有游离的碱性杂质，依次用 10% 盐酸浸泡 24 小时、清水彻底冲洗、擦干备用。使用过的载玻片可依次在含适量肥皂水或洗涤剂的清水中煮沸 20 分钟，用热水洗净，再用清水反复冲洗、蒸馏水浸洗、擦干备用。②使用玻片时，只能手持载玻片边缘，切勿触及表面。

2. 标本　①首选末梢血（非抗凝血），也可用 EDTA 抗凝新鲜血，但不能使用肝素抗凝标本。EDTA-K$_2$ 能阻止血小板聚集，利于观察血小板形态。②抗凝血标本应在 4 小时内制作涂片，用于血象分析的抗凝血不宜冷藏。

3. 标记　因体积大的异常细胞常集中于血涂片的尾部和边缘，做标记时要保护血涂片的尾部、边缘，防止破坏观察视野。

4. 推片　合格的血涂片为舌形，约 3cm×2cm，两侧留有小于 0.3cm 的空隙，中间有恰当大小（1.0～1.5cm）的阅片区。①推片时要注意血滴大小、推片角度、推片速度对血涂片的影响：血滴控制在 5～8μl（小米粒大小）；角度越大血涂片越厚，反之越薄；推片速度要均匀，速度越快血涂片越厚，反之越薄。②所有血液必须在推片到达末端前用完。③对血细胞比容高、血黏度高者推片速度要慢、角度要小；反之，血细胞比容低于正常、血黏度较低者推片速度要快、角度要大，方可获得满意的血涂片。

5. 干燥　血涂片应充分干燥后方可固定染色，否则染色时血膜易脱落。如环境温度过低或湿度过大，可置 37℃ 温箱中促干或在酒精灯火焰上方 50mm 处晃动，但不能直接对着火焰，以免细胞形态改变。

6. 染色

（1）Wright 染液：新鲜配制的染液偏碱性，染色效果较差，应在室温下贮存一定时间，待亚甲蓝逐渐转变为天青 B 后使用，该过程称为染料的成熟。放置时间越久，天青 B 越多，染色效果越好，但染液应贮存于棕色瓶避光保存，且瓶口须盖严，以免甲醇挥发或氧化成甲酸。甲醇必须用 AR 级（无丙酮）或以上。染液中加入中性甘油以防甲醇挥发，使细胞染色更清晰。

（2）滴加染液：应适量，以覆盖整个血膜为宜。染液不宜过少、固定时间不宜过长（约 1 分钟），以免染液蒸发，形成沉淀。

（3）染色时间：与染液浓度、细胞多少及室温有关，染液淡、细胞多、室温低则染色时间要长；反之，可缩短染色时间。必要时可增加染液量或延长染色时间。冲洗前应先在低倍镜下观察有核细胞是否染色清楚，核质是否分明。为获得理想的染色效果可先试染，以便掌握染色时间和加缓冲液的比例。

（4）冲洗：应以流水冲洗，不能先倒掉染液，以免染料沉渣沉着在血涂片上。冲洗时间不能过久，以免脱色。冲洗完的血涂片应立放在支架上待干，以免剩余水分浸泡造成脱色。

7. 观察结果 良好的血涂片应有由厚到薄的过渡，头尾及两侧有一定的空隙。染色后在血膜体、尾交界处的红细胞分布均匀，既不重叠又相互紧靠。如有条件，干燥后的血涂片先用中性树胶封片后再观察，不仅能长期保存血涂片，而且观察效果更佳。染色常出现的问题与处理如下。①染色偏深：可用水冲洗或浸泡一定时间；或用甲醇脱色。②染色偏淡：需复染，但应先加缓冲液后加染液，或加染液与缓冲液的混合液，切不可先加染液。③染料沉积：用甲醇冲洗 2 次，并立即用水冲掉甲醇，待干后复染。④出现蓝色背景：应注意固定血涂片；使用 EDTA 抗凝血。

【讨论】

1. 血涂片质量不佳的情况及原因有哪些？
2. 影响血涂片染色效果的因素及纠正方法有哪些？
3. 比较 Wright、Giemsa 和 Wright-Giemsa 三种染色法的优点和不足。

实验五　血液标本采集技术

一、末梢采血法

【目的】

掌握末梢采血法。

【原理】

采血针刺破毛细血管待血液自然流出，用微量吸管吸取所需血量。

【材料】

1. **器材** 一次性消毒采血针（图1-9）、75%乙醇脱脂棉球、无菌干脱脂棉、吸耳球、2ml移液管、一次性微量吸管、带小孔的乳胶吸头、试管、试管架。

2. **试剂** 生理盐水（或血细胞稀释液）。

【操作】

1. **准备器材** 将带孔乳胶吸头套在微量吸管上，检查两者连接处是否漏气。取试管1支，加入2ml生理盐水（或血细胞稀释液）。

2. **选择部位** 一般选择左手无名指（图1-10）。1岁以下婴幼儿常选择蹈趾或足跟内外侧；特殊情况可选择其他手指或耳垂。

3. **按摩皮肤** 轻轻按摩采血部位，使局部组织自然充血。

4. **消毒皮肤** 用75%乙醇脱脂棉球擦拭采血部位，待干。

5. **针刺皮肤** 用左手拇指和示指固定采血部位以绷紧皮肤和皮下组织，右手持一次性消毒采血针迅速刺入采血部位，深度2～3mm，立即出针。

6. **拭去第1滴血** 待血液自然流出或稍加压力流出后，用无菌干脱脂棉拭去第1滴血。

7. **持管吸血** 待血液再次自然流出或稍加压力成滴后，吸取血液至所需刻度。

8. **按压止血** 采血完成后，用无菌干脱脂棉压住采血部位止血。

9. **拭净余血** 用干脱脂棉沿微量吸管口方向拭净余血，调整血量达到规定刻度。

10. **释放血液** 将微量吸管插入含生理盐水（或血细胞稀释液）的试管底部，慢慢排出吸管内血液，吸取试管内上清液冲洗吸管内余血2～3次后排尽液体，立即混匀试管内液体。

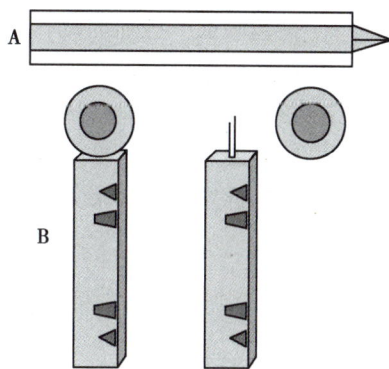

图1-9 一次性采血针模式图
A. 传统采血针；B. 新型采血针。

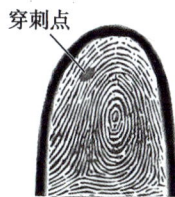

图1-10 手指采血的进针部位

【注意事项】

1. **采血前准备** 标本采集前，应使受检者尽量保持安静，减少运动。

2. **选择采血部位** 所选部位的皮肤应完整，无烧伤、冻疮、发绀、水肿或炎症等。除特殊情况外，不选择耳垂采血。

3. **消毒皮肤** 本试验具有创伤性，必须严格无菌操作，以防采血部位感染；必须使用一次性消毒采血针，做到一人一针一管，避免交叉感染。皮肤消毒后，应待乙醇挥发后采血，否则血液不易成滴。

4. **针刺皮肤** 进、出针要迅速，伤口深度需达2～3mm，婴儿靠近足底后面的针刺深度不超过1mm。针刺后，稍加按压以血液能流出为宜。

5. **拭去第1滴血** 因第1滴血混有组织液，应拭去。如血流不畅切勿用力挤压，以免混入组织液，影响结果的准确性。如采血用于自动血细胞分析仪，应使用优质无菌纸巾擦血，以免混入棉纤维，造成仪器堵孔。

6. 持管吸血 吸血时动作要慢,挤压吸头力度应适宜,防止血液吸入乳胶吸头内。吸血过程中管尖始终不要离开液面,以免吸入气泡。血液凹液面到达吸管刻度线即可。

7. 拭净余血 吸血后拭净管外余血,以保证血量准确。

8. 释放血液 血液排入试管内速度不宜过快,避免产生气泡。

9. 检测标本 标本采集后应及时测定,最好在2小时内完成,不宜冷藏。

【讨论】

使用微量吸管进行末梢采血时,如何保证检验结果的准确性?

二、静脉采血法

【目的】

掌握静脉采血法。

【原理】

使用注射器或负压采血器刺入浅静脉后,利用负压吸取所需血量。

【材料】

1. 器材

(1)采血针与采血管:宜使用真空采血管系统。真空采血管系统核心组件包括负压采血管、采血针和持针器(试管托),采血针主要为蝶翼针或直针(图1-11)。

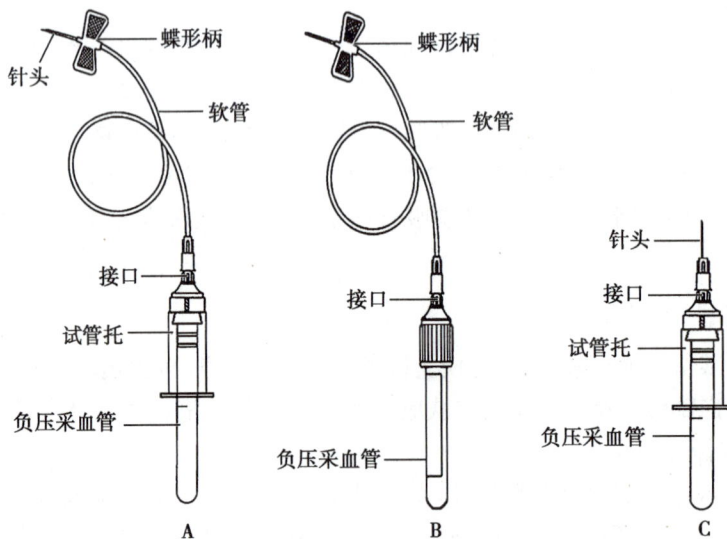

图1-11 一次性真空采血器模式图
A、B为蝶翼针;C为直针。

(2)止血带(即压脉带)、消毒垫巾、止血用品(如无菌棉签等)、锐器盒。

(3)个人防护用品:医用手套、口罩及帽子等。

2. 试剂 碘酊与异丙醇复合制剂或75%医用乙醇等。

【操作】

1. 个人防护 采血前佩戴医用帽子、口罩与手套。

2. 确认信息 患者身份与准备情况确认。

3. 标记试管 根据检测项目选择采血管数量与种类,采血管上规范标记或张贴患者信息标签(条形码),包括受检者姓名、住院(门诊号)、检验项目、采血时间等。

4. 暴露采血部位 坐位采血时,将手臂置于稳固的操作台面上,使上臂与前臂呈直线,手掌略低于肘部,充分暴露采血部位。

5. 选择穿刺静脉 应选择浅且直,不易移动的静脉。首选手臂肘前区静脉,优先顺序依次为正中静脉、头静脉及贵要静脉。

6. 扎止血带 止血带绑扎在采血部位上方 5~7.5cm 的位置,宜在开始采集第 1 管血时松开止血带,使用时间不宜超过 1 分钟。

7. 消毒皮肤 以穿刺点为圆心,以圆形方式自内向外进行消毒,消毒范围直径 5cm,消毒 2 次。

8. 穿刺静脉 左手拇指于穿刺点下方 2.5~5.0cm 处向下牵拉皮肤并固定静脉;右手持针且保持针头斜面向上,使采血针与手臂呈 30° 左右的角度刺入静脉。成功穿刺入静脉后,可见回血;此时可在静脉内沿其走向继续推进一些,以保持采血针在静脉内的稳定。

9. 采集标本 插入负压采血管,待采血量足够时拔出采血管。含有添加剂的采血管在血液采集后宜立即轻柔颠倒混匀,混匀次数宜按照产品说明书的要求。不可剧烈振荡混匀,以避免溶血。

10. 拔针止血 先从采血针拔出最后一支采血管,再从静脉拔出采血针。拔出采血针后,在穿刺部位覆盖无菌棉签、棉球或纱布等,直肘按压穿刺点 5 分钟,直至出血停止。

11. 处理医疗废物 遵循相关管理和要求,将采血针直接弃入锐器盒。

【注意事项】

1. 采血前患者准备

(1)饮食:患者在采血前不宜改变饮食习惯,24 小时内不宜饮酒。如需空腹采血,应注意空腹要求至少禁食 8 小时。空腹期间可少量饮水。

(2)运动和情绪:采血前 24 小时,患者不宜剧烈运动,采血当天患者宜避免情绪激动,采血前宜静息至少 5 分钟。

(3)采血时间:应注意对采血时间有特殊要求的检测项目,如血培养等。

(4)采血体位:门诊患者采用坐位采血,病房患者采用卧位采血。

(5)其他:应告知患者不宜穿着袖口紧的上衣,以减少采血后出血和血肿的发生等。

2. 穿刺静脉选择 当无法在肘前区的静脉进行采血时,也可选择手背的浅表静脉。全身严重水肿、大面积烧伤等特殊患者无法在肢体找到合适的穿刺静脉时,可选择颈部浅表静脉、股静脉采血。

3. 绑扎止血带 在穿刺时可让患者握拳(不可反复拍打采血部位),使静脉更加充盈,以利于成功穿刺。穿刺成功后宜让患者放松拳头,尽量避免反复进行握拳的动作。

4. 消毒皮肤 消毒剂发挥作用需与皮肤保持接触至少 30s,待自然干燥后穿刺,可防止标本溶血及灼烧感。若静脉穿刺比较困难,在消毒后需要重新触摸血管位置,宜在采血部位再次消毒后穿刺。

5. 拔针止血 不宜屈肘按压,否则会增加额外的压力,导致出血、淤血、疼痛等情况发生风险的增加。如在正确按压止血的前提下出现血肿或出血持续时间超过 5 分钟,可请临床医生对患者凝血功能进行评估及处理。对于已形成的血肿或淤青,24 小时内可给予冷敷止血,避免该侧肢体提拎重物,24 小时后可热敷以促进淤血吸收。

【讨论】

1. 进行静脉采血前,操作人员和患者应该进行哪些准备工作?
2. 静脉采血时不同采血管的采集最佳顺序是什么?并说明原因。

（高瑶 唐敏）

第二章　血液一般检验

实验一　红细胞计数

【目的】

掌握显微镜法红细胞计数的方法。

【原理】

用等渗的红细胞稀释液将血液稀释一定倍数后，充入改良牛鲍血细胞计数板的计数室，在显微镜下计数一定区域内的红细胞数量，经换算求出每升血液中的红细胞数量。

【材料】

1. 器材

（1）显微镜、改良牛鲍血细胞计数板、盖玻片、绸布。

（2）试管架、小试管（10mm×75mm）、刻度吸管、吸耳球、微量吸管、带孔乳胶吸头、干棉球。

2. 试剂

（1）甲醛枸橼酸盐稀释液：枸橼酸钠 1.0g，36% 甲醛 1ml，氯化钠 0.6g，加蒸馏水至100ml，溶解后过滤备用。枸橼酸钠抗凝，甲醛固定细胞和防腐，氯化钠维持等渗。临床实验室首选。

（2）Hayem 液：氯化钠 1.0g，结晶硫酸钠 5.0g（或无水硫酸钠 2.5g），氯化汞 0.5g，蒸馏水加至 200ml。溶解后加 20g/L 伊红溶液 1 滴，过滤后使用。氯化钠维持渗透压，硫酸钠增加比重减少红细胞粘连，氯化汞防腐。高球蛋白血症不宜采用。

（3）生理盐水或 1% 甲醛生理盐水：急诊时用。

3. 标本　末梢血或 EDTA 抗凝新鲜全血。

【操作】

1. 加稀释液　取小试管 1 支并标记，加红细胞稀释液 2.0ml。

2. 加血液标本　用微量吸管取血 10μl，干棉球拭净管外余血，将吸管插入小试管稀释液的底部，轻轻放出血液，再轻吸上层稀释液清洗吸管 2～3 次，然后立即混匀，制成红细胞生理盐水悬液。

3. 充池

（1）采用"推式"法在改良牛鲍血细胞计数板上加盖盖玻片。

（2）再次混匀试管中的红细胞生理盐水悬液，用微量吸管吸取细胞悬液 1 滴，充入计数板的计数室，室温静置 3～5 分钟，待细胞下沉后显微镜下计数。

4. 计数 采用高倍镜依次计数计数室中央大方格内四角和正中 5 个中方格内的红细胞数。

5. 计算 见第一章实验三。

6. 操作示意 见图 2-1。

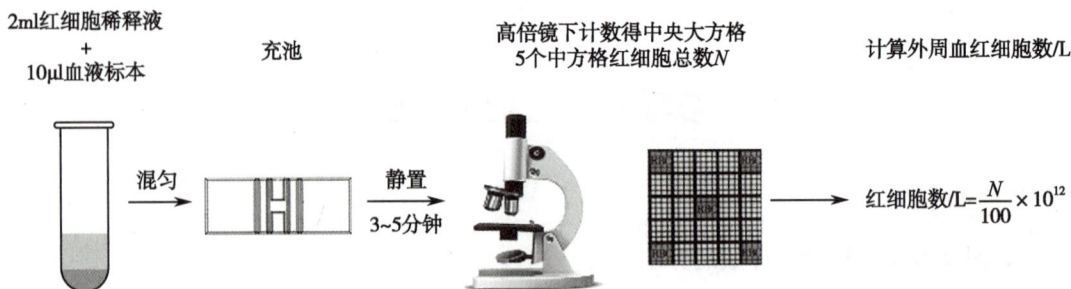

图 2-1 红细胞计数流程图

【参考区间】

1. **成人** 男性 $(4.3\sim5.8)\times10^{12}$/L；女性 $(3.8\sim5.1)\times10^{12}$/L。

2. **新生儿** $(6.0\sim7.0)\times10^{12}$/L。

3. **儿童** 28 天～<6 个月，$(3.3\sim5.2)\times10^{12}$/L；6 个月～<6 岁，$(4.0\sim5.5)\times10^{12}$/L；6～<13 岁，$(4.2\sim5.7)\times10^{12}$/L；13～18 岁，男性 $(4.5\sim5.9)\times10^{12}$/L，女性 $(4.1\sim5.3)\times10^{12}$/L。

【注意事项】

1. **器材要求** 改良牛鲍血细胞计数板、盖玻片、微量吸管及刻度吸管的规格应符合质量要求，或经过校正方可使用，所用器材均应清洁干燥。

2. **混匀标本** ①吸取 EDTA 抗凝静脉血时，标本要混匀。②吸取稀释样本充池时，稀释血液样本要再次充分混匀。

3. **稀释倍数准确** ①吸取稀释液和血液量应准确。②微量吸管外余血拭净，否则结果偏高。③微量吸管内管壁余血应清洗 2～3 次，否则结果偏低。

4. **计数池细胞分布均匀** ①计数板和盖片应干净干燥。②充池量应适当（10μl 左右），避免充池过多或不足。③形成液滴一次性充好，避免多次充池。④充池后不能再移动盖片。

5. **显微镜下计数** ①显微镜光线不宜太强。②低倍镜下可沿着双线确定中央大方格。③计数时应遵循一定的方向计数；压线细胞应遵循"数上不数下，数左不数右"原则。

6. **为了提高红细胞计数准确性要特别注意以下问题** ①缩小计数域误差，将 CV 控制在可接受的 5% 以内（$CV=\dfrac{1}{\sqrt{m}}\times100\%$，$m$ 为计数所得的细胞总数），至少需要计数 400 个红细胞，因此要求计数 5 个中方格的红细胞。②红细胞在计数池中要分布均匀，每个中方格红细胞数相差要小于 20 个，否则重新充池。③白细胞数量在参考区间内，对红细胞数量影响可忽略不计。但如白细胞>100×10⁹/L，应对红细胞计数结果进行校正：实际红细胞数 = 计数得细胞数 − 计数得白细胞数；或在高倍镜下计数时，注意区别红细胞和白细胞，不计数白细胞。

【讨论】

请结合各成分的作用,讨论不同红细胞稀释液适用场景。

实验二　白细胞计数

【目的】

掌握显微镜法白细胞计数的方法。

【原理】

用白细胞稀释液将血液稀释一定倍数后,充入改良牛鲍血细胞计数板的计数室,在显微镜下计数一定区域内的白细胞数量,经换算求出每升血液中的白细胞数量。

【材料】

1. 器材

(1)显微镜、改良牛鲍血细胞计数板、盖玻片、绸布。

(2)试管架、小试管、刻度吸管、吸耳球、微量吸管、带孔乳胶吸头、干棉球。

2. 试剂　白细胞稀释液:冰乙酸溶液 2ml 中加入 10g/L 结晶紫(或亚甲蓝)5 滴,加蒸馏水至 100ml,密封,室温保存。冰乙酸破坏红细胞,并使白细胞核型清晰;结晶紫(或亚甲蓝)染色白细胞颗粒。

3. 标本　末梢血或 EDTA 抗凝新鲜全血。

【操作】

1. 加稀释液　取小试管 1 支并标记,加白细胞稀释液 0.38ml。

2. 加血液标本　用微量吸管取血 20μl,干棉球拭净管外余血,将吸管插入小试管稀释液的底部,轻轻放出血液,再轻吸上层稀释液清洗吸管 2～3 次,然后立即混匀,制成白细胞悬液。

3. 充池

(1)采用"推式"法在改良牛鲍血细胞计数板上加盖盖玻片。

(2)待红细胞完成破坏,再次混匀试管中的白细胞悬液,用微量吸管吸取细胞悬液 1 滴,充入计数板的计数室,室温静置 2～3 分钟,待细胞下沉后显微镜下计数。

4. 计数　采用低倍镜依次计数计数室四角 4 个大方格内的白细胞总数。

5. 计算

$$白细胞数/L = \frac{N}{4} \times 10 \times 20 \times 10^6 = \frac{N}{20} \times 10^9$$

N:表示 4 个大方格内数得的白细胞数;

$\frac{N}{4}$:每个大方格的白细胞平均数量;

×10:将每个大方格细胞数量换算成 1μl 血液内的白细胞数;

×20:血液的稀释倍数;

$\times 10^6$：将 $1\mu l$ 换算成 $1L$。

6. **操作示意** 见图 2-2。

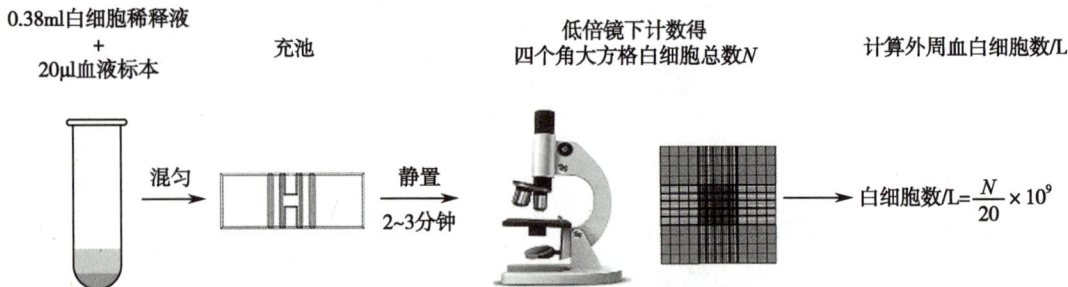

图 2-2 白细胞计数流程图

【参考区间】

1. 成人 $(3.5\sim9.5)\times10^9/L$。

2. 儿童

（1）静脉血：13～18 岁，$(4.1\sim11.0)\times10^9/L$；6～<13 岁，$(4.3\sim11.3)\times10^9/L$；2～<6 岁，$(4.4\sim11.9)\times10^9/L$；1～<2 岁，$(5.1\sim14.1)\times10^9/L$；6 个月～<1 岁，$(4.8\sim14.6)\times10^9/L$；28 天～<6 个月，$(4.3\sim14.2)\times10^9/L$。

（2）末梢血：13～18 岁，$(4.6\sim11.3)\times10^9/L$；6～<13 岁，$(4.6\sim11.9)\times10^9/L$；2～<6 岁，$(4.9\sim12.7)\times10^9/L$；1～<2 岁，$(5.5\sim13.6)\times10^9/L$；6 个月～<1 岁，$(5.0\sim14.2)\times10^9/L$；28 天～<6 个月，$(5.6\sim14.5)\times10^9/L$。

此参考区间来源于中华人民共和国卫生行业标准《儿童血细胞分析参考区间》（WS/T 779—2021）。

【注意事项】

1. **为了提高白细胞计数准确性要特别注意以下问题** ①缩小计数域误差，将 CV 控制在可接受的 10% 以内（$CV=1/\sqrt{m}\times100\%$，m 为计数所得的细胞总数），至少需要计数 200 个白细胞，因此要求计数四个角大方格的白细胞；当白细胞过低（$<3\times10^9/L$），可扩大计数范围（如计数 8 个大方格内的白细胞数）；或者缩小稀释倍数（如采集 $40\mu l$ 血液）；白细胞数过高（$>15\times10^9/L$），可适当减少血量（如采集 $10\mu l$ 血液）或扩大稀释倍数。②一般情况下，白细胞计数在参考范围内时，各大方格的细胞数不得相差 10 个以上，否则应重新操作。③白细胞稀释液不能溶解有核红细胞，如白细胞分类时发现有核红细胞较多，则应进行校正，公式为：校正后白细胞数 $/L=x\times\dfrac{100}{100+y}$（$x$ 为校正前白细胞数，y 为在白细胞分类计数时计数 100 个白细胞同时数得的有核红细胞数）。

2. **其他** 同红细胞计数注意事项 1～5。

【讨论】

某血液标本，显微镜白细胞计数结果为 $11.0\times10^9/L$，分类 100 个白细胞见到 10 个有核红细胞，试计算白细胞的实际数目。

实验三　血小板计数

【目的】

掌握显微镜法血小板计数的方法。

【原理】

用血小板稀释液将血液稀释一定倍数后，充入改良牛鲍血细胞计数板的计数室，在显微镜下计数一定区域内的血小板数量，经换算求出每升血液中的血小板数量。

【材料】

1. 器材

（1）显微镜、改良牛鲍血细胞计数板、盖玻片、绸布。

（2）试管架、小试管、刻度吸管、吸耳球、微量吸管、带孔乳胶吸头、干棉球。

2. 试剂　10g/L 草酸铵稀释液：草酸铵 10.0g 和 EDTA-Na₂ 0.12g 溶于 1 000ml 蒸馏水中，混匀，过滤备用。草酸铵破坏红细胞【草酸铵必须是分析纯（AR 级）或优级纯（GR 级），若用化学纯（CP 级）溶血效果差】，EDTA-Na₂ 抗凝。

3. 标本　末梢血或 EDTA 抗凝新鲜全血。

【操作】

1. 加稀释液　取小试管 1 支并标记，加血小板稀释液（草酸铵稀释液）0.38ml。

2. 加血液标本　用微量吸管取血 20μl，干棉球拭净管外余血，将吸管插入小试管稀释液的底部，轻轻放出血液，再轻吸上层稀释液清洗吸管 2～3 次，然后立即混匀 1 分钟，制成血小板悬液。室温静置 10 分钟，使标本充分溶血（液体透明）。

3. 充池

（1）采用"推式"法在改良牛鲍血细胞计数板上加盖盖玻片。

（2）再次混匀试管中的血小板悬液 1 分钟，用微量吸管吸取细胞悬液 1 滴，充入计数板的计数室，室温静置 10～15 分钟，待血小板充分下沉后显微镜下计数。

4. 计数　采用高倍镜依次计数计数室中央大方格内四角和中央共 5 个中方格内的血小板总数。

5. 计算

$$血小板数/L = N \times \frac{25}{5} \times 10 \times 20 \times 10^6 = N \times 10^9$$

N：表示 5 个中方格内数得的血小板数；

$\frac{25}{5}$：将 5 个中方格血小板数换算成 1 个大方格血小板数；

×10：将 1 个大方格血小板数换算成 1μl 血液内血小板数；

×20：血液的稀释倍数；

×10⁶：将 1μl 换算成 1L。

6. 操作示意 见图 2-3。

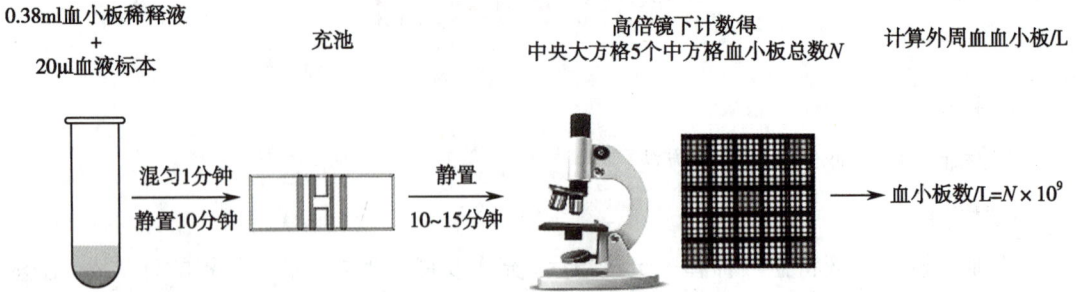

图 2-3 血小板计数流程

【参考区间】

（125～350）×10^9/L。

【注意事项】

1. **标本采集** 由于血小板参与初期止血，具有聚集、黏附等功能，因此末梢采血时针刺应达 3mm 深，使血液流畅。拭去第 1 滴血后立即采血，以防血小板聚集和活化。

2. **血小板悬液制备** 由于血小板易于聚集，因此血液加入血小板稀释液内要充分混匀 1 分钟，但也不宜过度振荡，以免导致血小板破坏。同时血小板体积小，容易和红细胞碎片等混淆，因此血小板悬液需要在室温静置 10 分钟，使标本充分溶血，以减少红细胞碎片干扰；稀释液如存放时间过久应过滤后再使用。

3. **显微镜下血小板辨认** 计数时光线不可太强，注意微有折光性的血小板与尘埃等的鉴别，附着在血细胞旁的血小板也要注意计数。应在 1 小时内计数完毕，否则血小板会失去光泽而不易辨认，导致结果偏低。血小板如成簇分布，应重新采血复查。溶血欠佳时，应更换稀释液或扩大计数区域（如整个中央大方格内的全部血小板数）。

4. **计数质量控制** 为了提高计数准确性，每份标本最好计数 2 次，若计数之差在 10% 以内，取其均值报告，若计数之差大于 10%，应做第 3 次计数，取两次相近结果的均值报告。

5. **其他** 同红细胞计数注意事项 1～5。

【讨论】

显微镜法血小板计数时，如何避免血小板被激活或破坏？

实验四　嗜酸性粒细胞直接计数

【目的】

掌握嗜酸性粒细胞直接计数的方法。

【原理】

用嗜酸性粒细胞稀释液将血液稀释一定倍数，使大部分的红细胞和其他白细胞被破坏并使嗜酸性粒细胞着色。将稀释的细胞悬液充入改良牛鲍血细胞计数板的计数室,计数一定区域内的嗜酸性粒细胞数,经过换算得出每升血液中的嗜酸性粒细胞数。

【材料】

1. 器材

(1)显微镜、改良牛鲍血细胞计数板、盖玻片、绸布。

(2)试管架、小试管、刻度吸管、吸耳球、微量吸管、带孔乳胶吸头。

2. 试剂

(1)伊红-丙酮稀释液:20g/L 伊红水溶液 5ml、丙酮 5ml、蒸馏水 90ml。保存时间不宜超过 1 周。

(2)伊红-苯酚稀释液:伊红 0.2g、95% 苯酚 0.5ml、40% 甲醛 0.5ml、蒸馏水加至100ml。

(3)乙醇-伊红稀释液:20g/L 伊红水溶液 10ml、95% 乙醇 30ml、甘油 10ml、碳酸钾1.0g、枸橼酸钠 0.5g、蒸馏水加至 100ml。试剂可保存半年以上。

(4)皂素-甘油稀释液:20g/L 伊红水溶液 10ml、皂素 0.3g、甘油 10ml、尿素 10.0g、氯化钠 0.9g、蒸馏水加至 100ml。试剂可保存半年以上。

(5)溴甲酚紫稀释液:溴甲酚紫 25mg、蒸馏水 50ml。

(6)固绿稀释液

1)甲液:20g/L 固绿 20ml、丙酮 30ml、EDTA-Na$_2$ 0.2g、蒸馏水加至 500ml。

2)应用液:无水乙醇 27ml、甘油 10ml、碳酸钾 1.0g、草酸铵 0.2g,用甲液加至 100ml,过滤备用。

3. 标本 末梢血或 EDTA 抗凝新鲜全血。

【操作】

1. 加稀释液 取小试管 1 支并标记,加嗜酸性粒细胞稀释液 0.38ml。

2. 加血液标本 用微量吸管取血 20μl,干棉球拭净管外余血,将吸管插入小试管稀释液的底部,轻轻放出血液,再轻吸上层稀释液清洗吸管 2~3 次,然后立即混匀,使标本充分溶血。

3. 充池

(1)采用"推式"法在改良牛鲍血细胞计数板上加盖盖玻片。

(2)再次混匀试管中的细胞悬液,用微量吸管吸取细胞悬液 1 滴,充入计数板上、下 2个计数室,室温静置 3~5 分钟,待细胞充分下沉后显微镜下计数。

4. 计数 采用低倍镜依次计数 2 个计数室共计 10 个大方格内的嗜酸性粒细胞。

5. 计算

$$嗜酸性粒细胞数 / L = \frac{N}{10} \times 10 \times 20 \times 10^6 = N / 50 \times 10^9$$

N:表示 10 个大方格内数得的嗜酸性粒细胞数;

÷10:每个大方格的嗜酸性粒细胞平均数量;

×10:由每个大方格细胞数量换算成 1μl 的细胞数;

×20:血液稀释 20 倍;

×10^6：将 1μl 换算成 1L。

6. **操作示意** 见图 2-4。

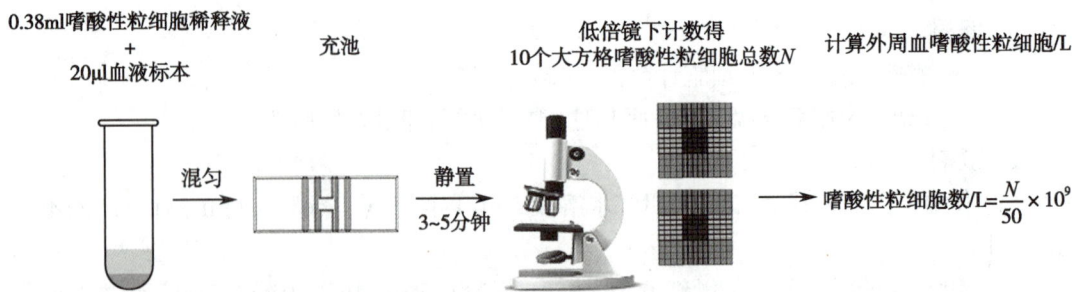

0.38ml嗜酸性粒细胞稀释液 + 20μl血液标本　　　充池　　　低倍镜下计数得 10个大方格嗜酸性粒细胞总数N　　　计算外周血嗜酸性粒细胞/L

混匀　　静置 3~5分钟　　嗜酸性粒细胞数/L= $\dfrac{N}{50} \times 10^9$

图 2-4　嗜酸性粒细胞计数流程

【参考区间】

1. 成人　（0.02~0.52）×10^9/L。

2. 儿童

（1）静脉血：1~18 岁，（0.00~0.68）×10^9/L；28 天~<1 岁，（0.07~1.02）×10^9/L。

（2）末梢血：1~18 岁，（0.04~1.22）×10^9/L；28 天~<1 岁，（0.06~1.22）×10^9/L。

【注意事项】

1. **固定检测时间**　嗜酸性粒细胞计数最好固定标本的采集时间（上午 8 时或下午 3 时），以免受日间生理变化的影响。

2. **嗜酸性粒细胞稀释液**　嗜酸性粒细胞稀释液有多种，其成分的作用主要有：①嗜酸性粒细胞稀释液中的乙醇、丙酮和甲醛等为嗜酸性粒细胞的保护剂，若嗜酸性粒细胞被破坏，可适当增加其用量；若中性粒细胞破坏不全，则可适当减少其用量。②嗜酸性粒细胞稀释液中的碳酸钾、草酸铵、苯酚和水等破坏红细胞和中性粒细胞；皂素不但破坏红细胞和中性粒细胞，还可使嗜酸性粒细胞透明。因嗜酸性粒细胞易于破碎，混匀不宜太过用力。③伊红使嗜酸性颗粒染成粗大鲜艳的橘红色，而中性颗粒浅而细腻；溴甲酚紫使嗜酸性颗粒着深蓝色；固绿使嗜酸性颗粒呈蓝绿色。④甘油可防止乙醇挥发，若使用含甘油的稀释液，因黏稠度大，要适当延长混匀时间。⑤抗凝剂可防止血液凝固。

3. **计数时间**　计数应在血液稀释后 1 小时内完成，否则嗜酸性粒细胞会逐渐溶解破坏，造成结果偏低。

4. **鉴别细胞**　注意嗜酸性粒细胞与残留的中性粒细胞区别，以免误认。嗜酸性粒细胞颗粒着色深，颗粒粗，不透明；而中性粒细胞一般不着色或着色较浅，胞质颗粒细小或不清。

5. **其他**　同红细胞计数注意事项 1~5。

【讨论】

　　列表分析比较红细胞、白细胞、血小板和嗜酸性粒细胞计数方法，进一步理解并掌握显微镜下细胞计数区域选择原则。

实验五 白细胞分类计数与外周血细胞形态检查

一、白细胞分类计数

【目的】

掌握显微镜外周血白细胞分类计数方法及各种白细胞的形态特点。

【原理】

将制备良好的血涂片用 Wright 染液染色,显微镜下根据各类白细胞的形态特点,区别各种正常或异常的白细胞,计算得出各种白细胞所占的百分率,通常分类 100 个白细胞。

【材料】

1. **器材** 显微镜、分类计数器、拭镜纸。
2. **试剂** Wright 染液、磷酸盐缓冲液(pH 6.4～6.8)、香柏油、镜头清洁液。
3. **标本** 制备良好的血涂片。

【操作】

1. **血涂片染色** 将血涂片用 Wright 染液染色,冲洗干净,自然干燥后待用。
2. **低倍镜观察** 低倍镜下浏览全片,观察细胞的分布和染色情况;寻找适合血细胞观察部位,一般为血涂片体、尾交界处细胞分布均匀、着色良好的区域。
3. **油镜观察** 滴加香柏油 1 滴,转换油镜,调整光线,有规律地移动视野,根据每个白细胞的形态特点进行分类,并用细胞分类计数器做好记录,共计数 100 个白细胞。
4. **计算** 求出各种白细胞所占的百分率,并根据白细胞总数计算出各种白细胞的绝对值。
5. **报告方式** 以各种白细胞所占的百分率表示,也可同时报告各种白细胞绝对值。如发现幼稚或异常白细胞应分类报告,并包含在白细胞分类比值或百分率中,同时在报告中对形态进行描述。如有有核红细胞(NRBC),应以"NRBC:×× 个 /100WBC"的格式报告 NRBC 的数量。
6. **操作示意** 见图 2-5。

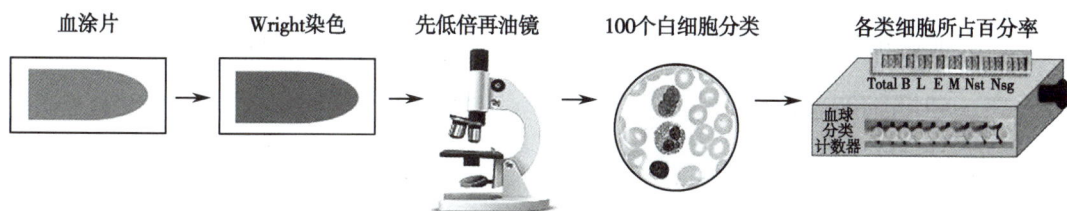

图 2-5 白细胞分类计数操作示意图

【参考区间】

成人白细胞分类计数参考区间见表 2-1。

表 2-1　成人白细胞分类计数参考区间

细胞	百分率 /%	绝对值 /（×10⁹/L）
中性粒细胞	40～75	1.8～6.3
嗜酸性粒细胞（E）	0.4～8.0	0.02～0.52
嗜碱性粒细胞（B）	0～1	0～0.06
淋巴细胞（L）	20～50	1.1～3.2
单核细胞（M）	3～10	0.1～0.6

【注意事项】

1. **血涂片制备和染色**　详见第一章实验四 血涂片的制备和染色。

2. **白细胞分类计数**

（1）全片浏览：在采用高倍镜或油镜进行分类计数之前，应在低倍镜下观察血涂片的染色质量及细胞分布情况，尤其要注意血涂片边缘及尾部有无巨大的异常细胞及寄生虫等。

（2）分类部位：应选择细胞分布均匀、染色效果好的部位（一般在体尾交界处或片头至片尾的 3/4 区域）进行分类。由于各种白细胞体积大小不等，在血涂片中分布不均匀，一般体积较小的淋巴细胞在涂片的头部、体部分布较多；体积较大的单核细胞和粒细胞在尾部和两侧较多；异常大的细胞则常在尾部。

（3）计数顺序：分类计数时要按一定方向有规律地移动视野（以"城垛式"进行），避免重复、遗漏。因为血涂片边缘的大细胞偏多，无代表性，故应避免分类血涂片边缘的细胞。

（4）计数细胞数量：分类计数白细胞数量可根据白细胞总数而定。一般要求在油镜下分类计数 100 个细胞。总数>15.0×10⁹/L 时，应计数 200 个白细胞；而总数低于 3.0×10⁹/L 时，则应选用 2 张血涂片计数 50～100 个白细胞，当见到原始细胞等异常细胞时建议计数 200 个白细胞。

（5）观察细胞形态：分类时应特别注意各种白细胞的形态特点，不能只注重细胞的颜色，要通过细胞大小、细胞核、细胞质、颗粒等特点综合判断。

【讨论】

1. 如何提高显微镜白细胞分类计数结果的准确性？

2. 白细胞分类计数时发现幼稚或异常白细胞及有核红细胞，如何进行报告？

二、白细胞形态检查

【目的】

掌握各种白细胞正常形态和异常形态。

【原理】

用普通光学显微镜观察经 Wright 染色后血涂片上的白细胞，从细胞大小、细胞核、细胞质等多方面观察细胞形态。

【材料】

1. **器材** 显微镜、拭镜纸。
2. **试剂** Wright 染液、磷酸盐缓冲液（pH 6.4～6.8）、香柏油、镜头清洁液。
3. **标本** 制备良好的血涂片。

【操作】

1. **血涂片染色** 详见第一章实验四 血涂片的制备和染色。
2. **低倍镜观察** 低倍镜观察全片，对细胞分布、数量、染色情况作初步估计。
3. **油镜观察** 滴加香柏油 1 滴，在油镜下认真仔细地对白细胞从细胞大小、细胞核、细胞质等方面进行观察。
4. **计算毒性指数** 观察 100 个或 200 个中性粒细胞，记录有病理变化的中性粒细胞数量，计算毒性指数。

$$毒性指数 = (有中毒颗粒的中性粒细胞数)/(计数的中性粒细胞数)$$

5. **报告方式** 对观察到的白细胞形态进行详细描述，包括细胞大小、细胞核形态、胞质染色等。
6. **操作示意** 见图 2-6。

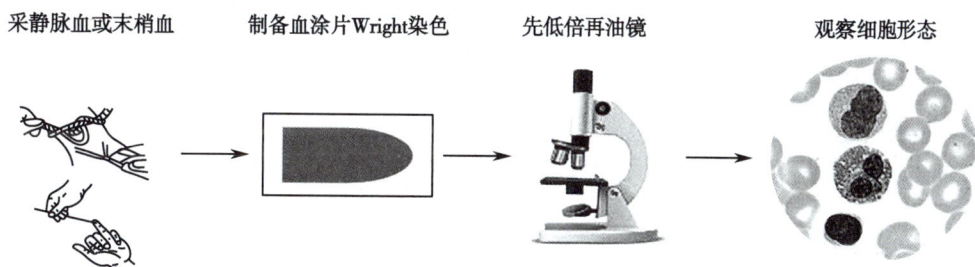

采静脉血或末梢血　制备血涂片 Wright 染色　先低倍再油镜　观察细胞形态

图 2-6　白细胞形态检查操作示意图

【参考区间】

无异常白细胞，外周血正常白细胞形态特征见表 2-2。

表 2-2　外周血正常白细胞形态特征

细胞	直径 /μm	形态	胞质和颗粒	核形	染色质
中性杆状核粒细胞	10～15	圆形	粉红色、颗粒量多、细小、均匀、紫红色	弯曲呈杆状、带状、腊肠样	粗糙，深紫红色
中性分叶核粒细胞	10～15	圆形	同上	2～5 叶，以 3 叶为主	粗糙，深紫红色
嗜酸性粒细胞	13～15	圆形	着色不清，颗粒橘黄色、粗大、整齐排列、均匀充满胞质	多分 2 叶，眼镜形	粗糙，深紫红色
嗜碱性粒细胞	10～12	圆形	着色不清，颗粒紫黑色、量少、大小不均、排列杂乱、可盖于核上	因颗粒遮盖而不清晰	粗糙，深紫红色

续表

细胞	直径/μm	形态	胞质和颗粒	核形	染色质
淋巴细胞	小淋巴细胞：6~9 大淋巴细胞：12~15	圆形或椭圆形	小淋巴细胞：质透明、淡蓝、量少或无，颗粒无或少 大淋巴细胞：质透明、淡蓝、量较多，常有少许粗大、不均匀紫红色颗粒	圆形、椭圆形、肾形	深紫红色，粗糙成块，核外缘光滑
单核细胞	12~20	圆形、椭圆形或不规则形	半透明、灰蓝色或灰红色。颗粒细小、尘土样紫红色	肾形、山字形、马蹄形、扭曲折叠不规则形	疏松网状，淡紫红色，有膨胀和立体起伏感

【注意事项】

1. **合格的检验人员** 经严格培训、有理论和实践经验的检验人员是细胞形态学检查质量保证的前提。

2. **注意完整规范的检查顺序** 应先在低倍镜下浏览血涂片，观察细胞分布和染色情况，再用油镜观察血膜体尾交界处的细胞形态。

3. **选择理想的区域进行镜检** 理想的细胞观察部位是红细胞之间紧密排列而不重叠。

4. **减少人为影响因素** 应认真浏览全片，排除人为因素影响。如采血、涂片或染色不当、抗凝剂 EDTA 浓度过高，或血液长时间放置、涂片干燥过慢等可造成细胞形态异常。

5. **区别不同类型细胞** 含中毒颗粒的中性粒细胞应与嗜碱性粒细胞区别，区别要点是嗜碱性粒细胞核较少分叶，染色较浅。嗜碱性颗粒着色更深，较大且不均匀，细胞边缘常分布较多，也可覆盖于细胞核上；血涂片染色偏碱性或染色时间过长时，可将中性颗粒误认为中毒颗粒。

【讨论】

1. 在严重化脓性感染、大面积烧伤时，外周血白细胞形态变化各有何特点？

2. 反应性淋巴细胞有何形态特点？

三、红细胞形态检查

【目的】

掌握正常和异常红细胞的形态特点及检查方法。

【原理】

用普通光学显微镜观察经 Wright 染色后血涂片上的红细胞形态。

【材料】

1. **器材** 显微镜、拭镜纸。

2. **试剂** Wright 染液、磷酸盐缓冲液（pH 6.4~6.8）、香柏油、镜头清洁液。

3. **标本** 制备良好的血涂片。

【操作】

1. **血涂片染色** 见第一章实验四 血涂片的制备和染色。

2. 低倍镜观察 见白细胞形态检查。

3. 油镜观察 滴加香柏油 1 滴,在油镜下仔细观察红细胞的形态,包括红细胞大小、染色情况、外观形状、内含物、排列等。

4. 报告方式 对观察到的红细胞形态进行详细描述,包括红细胞形态异常、形状异常、血红蛋白含量异常、结构及排列异常等。国际血液学标准化委员会(ICSH)推荐红细胞异常形态报告方式为:++(中度)和 +++(显著),+(少量)仅适用于裂红细胞,因外周血出现少量裂红细胞具有重要临床意义。通过计数 1 000 个红细胞中某种异常红细胞的百分率来进行分级,不同的异常红细胞分级标准不同,大多数异常以>20% 报告 +++,11%~20% 报告 ++,低于 10% 或 5% 不报告。但裂红细胞、镰状红细胞、咬痕红细胞、水泡状红细胞和不规则收缩红细胞>2% 即报告 +++。

5. 操作示意 见图 2-7。

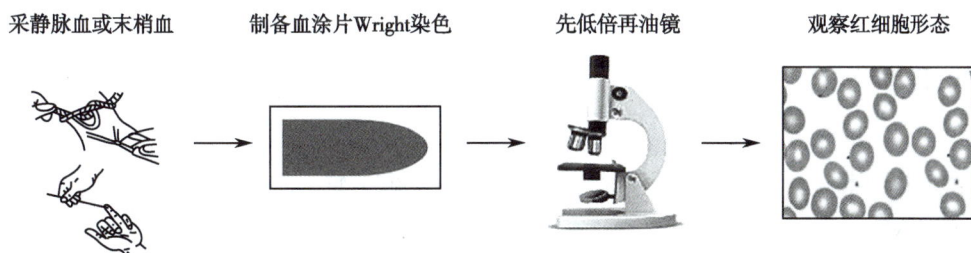

采静脉血或末梢血　　　　制备血涂片Wright染色　　　　先低倍再油镜　　　　观察红细胞形态

图 2-7　红细胞形态检查操作示意图

【参考区间】

红细胞呈双凹圆盘形,细胞大小均一,平均直径 7.2μm(6.7~7.7μm);Wright 染色后为淡粉红色,血红蛋白充盈良好,呈正常色素性,向心性淡染,中央为生理性淡染区,大小约为直径的 1/3;胞质内无异常结构。

【注意事项】

1. 红细胞形态观察的同时应注意红细胞排列方式,如是否存在红细胞缗钱状排列(提示血浆蛋白可能增多)和凝集现象(注意是否存在冷凝集现象等)。

2. 红细胞真正形态异常通常分布比较均匀,而由于制片等原因导致的多为局部分布,应注意区别。

3. 其余同白细胞形态检查注意事项 1~4 条。

【讨论】

1. 在血涂片制备及染色过程中,哪些人为因素可导致红细胞形态异常?

2. 如何鉴别红细胞聚集和红细胞缗钱状排列?

四、血小板形态检查

【目的】

掌握正常和异常血小板的形态特点及检查方法。

【原理】

用普通光学显微镜观察经 Wright 染色后的血小板形态。

【材料】

1. **器材** 显微镜、拭镜纸。
2. **试剂** Wright 染液、磷酸盐缓冲液（pH 6.4～6.8）、香柏油、镜头清洁液。
3. **标本** 制备良好的血涂片。

【操作】

1. **血涂片染色** 见第一章实验四 血涂片的制备和染色。
2. **低倍镜观察** 低倍镜浏览全片，尤其要注意片尾处是否存在血小板聚集。
3. **油镜观察** 滴加香柏油 1 滴，在油镜下仔细观察血小板形态特点、数量和聚集情况。
4. **报告方式** 对观察到的血小板形态进行详细描述，包括血小板大小、形态、分布及数量等。
5. **操作示意** 见图 2-8。

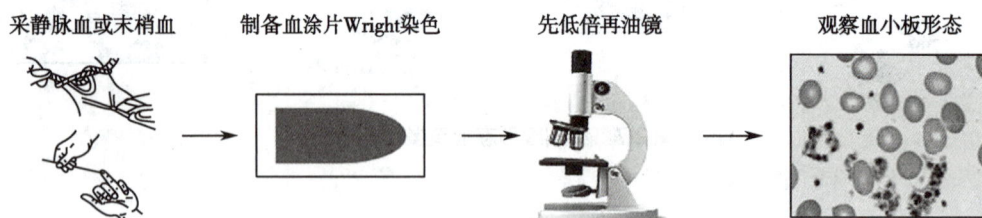

图 2-8 血小板形态检查操作示意图

【参考区间】

血小板呈两面微凸的圆盘状，直径 1.5～3μm，新生血小板体积大，成熟者体积小。在血涂片上往往散在或成簇分布，其形态多数为圆形、椭圆形或略欠规则；胞质呈淡蓝或淡红色，中央有细小、分布均匀而相聚或分散于胞质中的紫红色颗粒。

【注意事项】

1. **采血与抗凝** 采血要顺利，避免血小板聚集与黏附。EDTA 抗凝新鲜全血观察血小板数量和形态优于末梢血。
2. **血小板形态观察** 观察的同时应注意血小板排列方式，如 EDTA 抗凝血的血小板应散在分布，如出现大量聚集，注意排除 EDTA 依赖的血小板减少；而末梢血中血小板散在分布，则要注意是否存在血小板聚集功能缺陷。
3. **其他** 同白细胞形态检查注意事项 1～4 条。

【讨论】

1. 血小板卫星现象为何导致血小板计数假性减少？
2. 如何鉴别巨大血小板和成熟淋巴细胞？

实验六 网织红细胞计数

一、试管法

【目的】

掌握网织红细胞试管法计数的方法。

【原理】

网织红细胞胞质内残存少量核糖体和核糖核酸（RNA）等嗜碱性物质，经煌焦油蓝或新亚甲蓝等染液活体染色后呈蓝色网织状或点粒状，在显微镜下计数一定数量红细胞中的网织红细胞。

【材料】

1. **器材** 显微镜、拭镜纸、小试管、试管架、载玻片、推片、Miller窥盘。Miller窥盘为一个厚为 1mm、直径为 19mm 的圆形玻片，玻片上刻有大、小两个正方形格子（图 2-9），大方格 B 面积（含小方格）为小方格 A 的 9 倍。

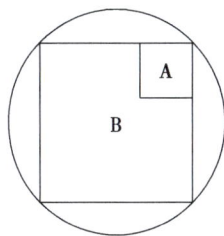

图 2-9 Miller 窥盘

2. **试剂**

（1）10g/L 煌焦油蓝生理盐水溶液：煌焦油蓝 1.0g，枸橼酸三钠 0.4g，氯化钠 0.85g，溶于双蒸水 100ml 中，混匀，过滤后贮存于棕色试剂瓶中备用。

（2）新亚甲蓝 N 溶液：新亚甲蓝 0.5g，草酸钾 1.4g，氯化钠 0.8g，蒸馏水加至 100ml，过滤后贮存于棕色试剂瓶中备用。

（3）香柏油、镜头清洁液。

3. **标本** 新鲜全血。

【操作】

1. **加染液** 于小试管中加入染液 1 滴。

2. **加血染色** 于上述试管内加入新鲜全血 1 滴，立即混匀，室温下放置 15～20 分钟。

3. **制备涂片** 取混匀染色血 1 小滴滴于载玻片上，推制成薄血涂片，自然干燥。

4. **观察** 低倍镜下观察红细胞的分布和染色情况，并选择红细胞分布均匀、着色好的部位。

5. **计数**

（1）常规法：在油镜下对所选部位计数至少 1 000 个红细胞中的网织红细胞。

（2）Miller 窥盘计数法：为了提高网织红细胞计数的精度和速度，ICSH 推荐使用 Miller 窥盘。将 Miller 窥盘放置于接目镜内，于 Miller 窥盘的小方格内计数成熟红细胞，在大方格内（含小格）计数网织红细胞数。为控制 CV 水平，建议根据网织红细胞的数量决定所应计数的红细胞数量（表 2-3）。

表2-3 实际需要在小方格内计数的红细胞数

网织红细胞百分数×100	小方格内需要计数的红细胞数（达到$CV=10\%$）	所计数目达到相当于总的红细胞数
1～2	1 000	9 000
3～5	500	4 500
6～10	200	1 800
11～20	100	900

6. 计算

常规法：网织红细胞百分数 $= \dfrac{计数1\,000个红细胞中的网织红细胞数}{1\,000} \times 100\%$

Miller窥盘法：网织红细胞百分数 $= \dfrac{大方格B内的网织红细胞数}{小方格A内的红细胞数 \times 9} \times 100\%$

网织红细胞绝对值：网织红细胞数/L $=$ 红细胞数/L $\times$ 网织红细胞百分数

7. 报告方式 ①网织红细胞百分数：X.X%。②网织红细胞绝对值：XX$\times 10^9$/L。

8. 操作示意 见图2-10。

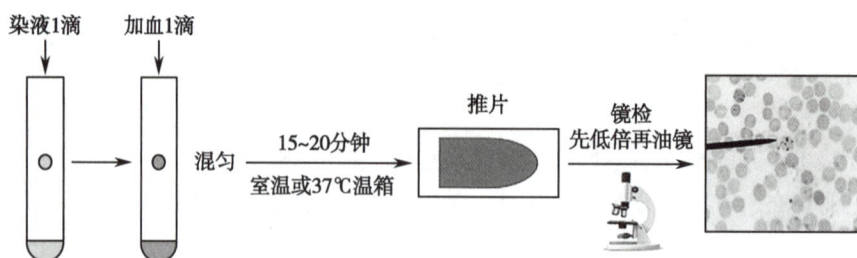

图2-10 网织红细胞试管法操作示意图

【参考区间】

成人、儿童，0.5%～1.5%；新生儿，2.0%～6.0%。成人绝对值（24～84）$\times 10^9$/L。

【注意事项】

1. **染液质量** 染液质量直接影响网织红细胞计数的准确性，试剂应定期配制，以免变质沉淀。网织红细胞需活体染色，WHO推荐使用新亚甲蓝，其对网织红细胞染色力强且稳定，便于识别。煌焦油蓝染液应用广泛，但溶解度低，易形成沉渣吸附于红细胞表面，辨认时易造成干扰。

2. **标本新鲜** 因网织红细胞在体外仍继续成熟，其数量随着保存时间的延长而递减，所以标本采集后应及时处理；标本染色后也应及时测定，因染料吸附可人为增高网织红细胞计数值。

3. **染色过程** ①染色时间不能过短，尤其试管法较玻片法时间长。室温低于25℃时，适当延长染色时间或放置于37℃温箱内染色。②染液与血液的比例以1:1为宜。严重贫血标本可适当增加血液。③为便于计数，可将视野缩小，ICSH推荐使用Miller窥盘，若无Miller窥盘，可自制置于目镜内直径稍小的圆形纸片，其正中央剪成正方形小孔（边长约

3mm）。④试管法应注意血液标本稀释的问题，适宜调整推片时的速度和角度。

4. 观察方法 显微镜计数时一般选择血膜体尾交界部或者选择红细胞分布均匀、网织红细胞着色好的部位计数，按一定方向有规律地移动视野（以"城垛式"进行），避免重复、遗漏。凡含有 2 个以上网织颗粒的红细胞均应计为网织红细胞。应注意网织红细胞与 HbH 包涵体的鉴别，前者为蓝绿色网织状或点粒状结构，分布不均；后者为蓝绿色圆形小体，均匀散在于整个红细胞内，一般在温育 10~60 分钟后出现。

二、玻片法

【目的】

掌握网织红细胞玻片法计数的原理及操作步骤。

【原理】

同试管法。

【材料】

1. **器材** 显微镜、拭镜纸、载玻片、推片、Miller 窥盘。

2. **试剂** 10g/L 煌焦油蓝乙醇溶液：煌焦油蓝 1.0g（置于乳钵中研磨），溶于 95% 乙醇 100ml，过滤后贮存于棕色试剂瓶中备用。香柏油、镜头清洁液。

3. **标本** 新鲜全血。

【操作】

1. **加染液** 于载玻片的一端滴加 10g/L 煌焦油蓝乙醇溶液 1 滴，待其自然干燥后备用。

2. **加血液** 取血 1 滴，滴在干燥的染料上，用推片角轻轻将血滴与载玻片上染料混匀，然后推片与载玻片盖合，以免血液和染料干燥。

3. **制备涂片** 5~10 分钟后，移开上层玻片，取 1 小滴推制成血涂片。

4. **观察、计数、计算** 同试管法。

5. **操作示意** 见图 2-11。

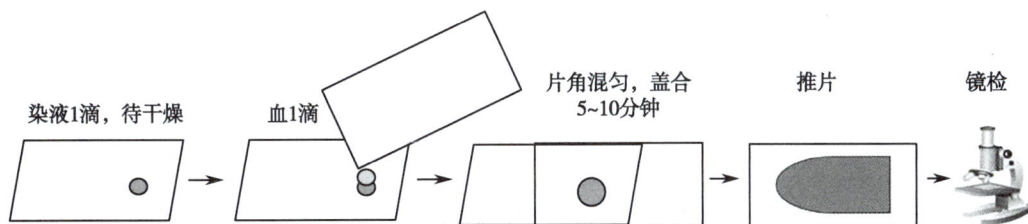

图 2-11 网织红细胞玻片法操作示意图

【参考区间】

同试管法。

【注意事项】

玻片法的注意事项大致同试管法。玻片法需待乙醇染液挥发干燥后才能加血液，否则易引起血液凝固；染色时血液中的水分容易蒸发，造成染色时间偏短，结果偏低，且易干燥造成制片失败,因此染色过程应特别注意防止水分蒸发。

【讨论】

1. 试述网织红细胞计数试管法与玻片法的优缺点。

2. 如何辨别活体染色后的网织红细胞、成熟红细胞、白细胞及血小板?

实验七　血红蛋白测定

一、氰化高铁血红蛋白测定法

【目的】

掌握血红蛋白的氰化高铁血红蛋白(HiCN)测定法。

【原理】

血液加入 HiCN 转化液,红细胞被破坏,各种血红蛋白(SHb 除外)中的 Fe^{2+} 被高铁氰化钾氧化成 Fe^{3+},形成高铁血红蛋白(Hi),Hi 与 CN^- 结合生成稳定的棕红色复合物氰化高铁血红蛋白(HiCN)。HiCN 在波长 540nm 处有吸收峰,用分光光度计测定吸光度,换算成每升血液中的血红蛋白浓度,或用 HiCN 参考液进行比色法测定,制作标准曲线查出血红蛋白浓度。

【材料】

1. 器材　采血用具、微量吸管、乳胶吸头、干脱脂棉、大试管(15mm×100mm)、试管架、5ml 吸管、吸耳球、分光光度计。

2. 试剂

(1) HiCN 转化液(文齐氏液):氰化钾(KCN)0.05g,高铁氰化钾[$K_3Fe(CN)_6$]0.20g,磷酸二氢钾(KH_2PO_4)0.14g,聚乙二醇辛基苯基醚(TritonX-100)1.0ml,蒸馏水加至 1 000ml,调整 pH 至 7.0~7.4。

(2) 标准 HiCN 参考液(200g/L 商品试剂)。

3. 标本　EDTA 抗凝全血或末梢血。

【操作】

1. 直接定量测定法

(1) 加转化液:吸取 5ml HiCN 转化液加入试管内。

(2) 采血与转化:取全血 20μl,加入盛有转化液的试管底部,用上清液反复清洗吸管 2~3 次,充分混匀后,静置 5 分钟。

(3) 测定吸光度:在分光光度计上,使用 540nm 波长,以 HiCN 转化液或蒸馏水调零,测定标本吸光度(A)。

(4) 计算:

$$Hb(g/L) = A \times \frac{64\,458}{44\,000} \times 251 = A \times 367.7$$

式中：A 为 540nm 处测定的标本吸光度；64 458 为血红蛋白平均分子量；44 000 为血红蛋白摩尔消光系数；251 为稀释倍数。

（5）操作示意：见图 2-12。

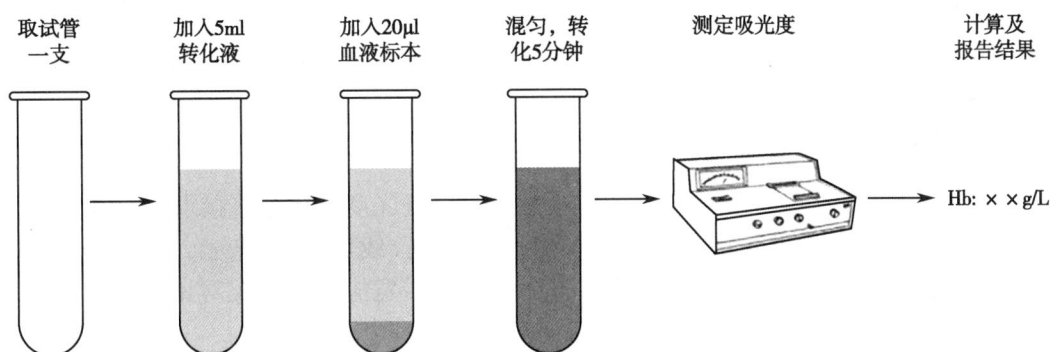

取试管一支　加入5ml转化液　加入20μl血液标本　混匀，转化5分钟　测定吸光度　计算及报告结果

Hb：××g/L

图 2-12　氰化高铁血红蛋白直接测定法操作示意图

2. HiCN 参考液比色法测定

（1）测定标本吸光度：按直接定量测定法的步骤（1）～（3），测定标本吸光度（A）。

（2）测定 HiCN 参考液吸光度：将 HiCN 参考液稀释为 50g/L、100g/L、150g/L、200g/L 四种血红蛋白浓度，分光光度计 540nm 处分别测定各稀释度的吸光度（A），每个浓度测定 3 次，取平均值。

（3）通过标准曲线查血红蛋白浓度：以参考液 Hb（g/L）为横坐标、吸光度测定值为纵坐标，在坐标纸上绘出标准曲线（图 2-13）。通过标准曲线查出待测标本血红蛋白浓度 Hb（g/L）。

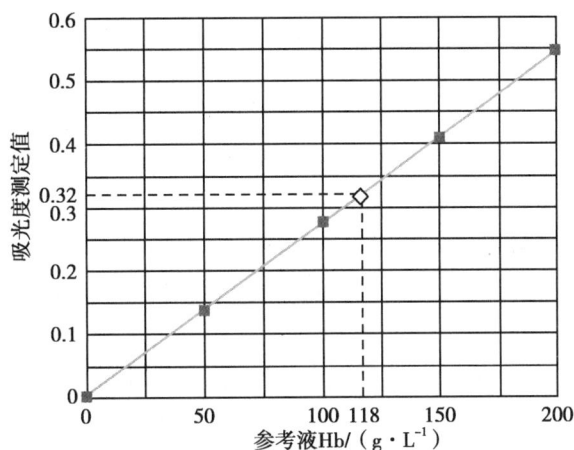

图 2-13　利用 HiCN 标准曲线查出血红蛋白浓度

（4）或通过换算常数计算血红蛋白浓度：根据测定的吸光度值，先求出换算常数 K 值，再计算血红蛋白浓度。

$$K = \frac{\sum Hb}{\sum A} = \frac{50 + 100 + 150 + 200}{A_1 + A_2 + A_3 + A_4}$$

$$Hb（g/L）= A \times K（g/L）$$

【参考区间】

1. **成人** 男性 130～175g/L；女性 115～150g/L。

2. **新生儿** 170～200g/L。

3. **儿童** 28 天～<6 个月，97～183g/L；6 个月～<1 岁，97～141g/L；1～<2 岁，107～141g/L；2～<6 岁，112～149g/L；6～<13 岁，118～156g/L；13～18 岁，男性 129～172g/L，女性 114～154g/L。

【注意事项】

1. **分光光度计校正** 直接定量测定法是通过分光光度计比色直接求出血红蛋白浓度，因此分光光度计的波长和光程必须准确、灵敏度高、线性好、无杂光。分光光度计应经计量部门检定合格（符合 WHO 标准），仪器的狭缝带宽应≤2nm，配对比色杯的内径为（1.000±0.002）cm。允许误差为 0.5%，测定温度为 20～25℃。

2. **HiCN 转化液**

（1）试剂配制及保存：配制好的试剂用滤纸过滤后为淡黄色透明溶液，用蒸馏水调零，比色杯内径 1.000cm，波长 540nm 处的吸光度应<0.001。试剂应贮存在棕色有塞玻璃试剂瓶中，不能分装于多个试管中且长时间敞开管口又不避光。试剂置 4℃冰箱内一般可保存数月，如变绿、浑浊则不能使用；注意不能在 0℃以下保存，防止因丢失 CN^- 而导致血红蛋白转化不全。

（2）消除异常标本的干扰：HiCN 转化液是一种低离子强度而 pH 又近中性的溶液，遇到白细胞过多或异常球蛋白增高的血液标本可出现浑浊。若因白细胞过多引起浑浊，可离心后取上清液比色；若因球蛋白异常增高引起浑浊，可向转化液中加入少许固体氯化钠（约 0.25g）或碳酸钾（约 0.1g），混匀后可使溶液澄清。

（3）配制安全与废弃物处理：HiCN 转化液中的 KCN 是剧毒品，配制转化液时要按剧毒品管理程序操作。测定后的废液不得任意倾倒，不能与酸性溶液混合，氰化钾遇酸可产生剧毒的 HCN 气体（$KCN+HCl \rightarrow HCN \uparrow +KCl$）。为防止氰化钾污染环境，比色测定后的废液集中于广口瓶中。按每升 HiCN 废液加次氯酸钠溶液 40ml，充分混匀，敞开容器，置室温 3 小时以上，待 CN^- 氧化成 CO_2 和 N_2 挥发后再排入下水道。

3. **HiCN 参考液纯度检查** 可采用以下 3 种方法：

（1）吸收曲线形态检查：波长 450～750nm 的吸收光谱曲线形态，最高吸收峰在 540nm，最低吸收峰在 504nm。

（2）吸光度测定：540nm/504nm 的吸光度比应为 1.59～1.63。

（3）空白测定：用 HiCN 试剂作空白，波长 710～800nm 处，比色杯内径 1.000cm 时，吸光度应<0.002。

4. **其他**

（1）计算结果：采用直接定量测定法的先决条件是分光光度计必须符合标准，在没有符合 WHO 标准分光光度计的情况下，可用 HiCN 参考液绘制标准曲线间接查出 Hb（g/L），或求出换算常数（K）值，间接计算出 Hb（g/L）。

（2）常数 K：应定期检查标准曲线和换算常数 K，并与所用的分光光度计相配。理论上，吸光度与血红蛋白浓度呈线性关系，故 HiCN 标准曲线应为从坐标原点出发的一条直线。

（3）影响因素：引起测定值增高的常见误差包括①转化液 HiCN 的稀释倍数不准确。②红细胞溶解不当。③血浆中脂质或蛋白量增加。④白细胞计数$>20\times10^9$/L。⑤血小板计数$>700\times10^9$/L。

二、十二烷基硫酸钠血红蛋白测定法

【目的】

熟悉血红蛋白的十二烷基硫酸钠血红蛋白（SDS-Hb）测定法。

【原理】

血液中除 SHb 以外的所有血红蛋白均可与低浓度 SDS 作用，亚铁血红素被氧化成稳定的棕红色高铁血红素样复合物（SDS-Hb）。由于 SDS-Hb 的毫摩尔消光系数尚未确认，故不能根据标本吸光度直接计算结果；需用 HiCN 法及本法分别测定多份不同浓度抗凝血或溶血的血红蛋白浓度和吸光度，以此绘制标准曲线，计算血红蛋白浓度。

【材料】

1. **器材** 同氰化高铁血红蛋白测定法。

2. **试剂**

（1）60g/L SDS 磷酸盐缓冲液：称取 60.0g SDS 溶解于 33.3mmol/L 磷酸盐缓冲液（pH 7.2）中，加 TritonX-100 70ml 于溶液中混匀，再加磷酸盐缓冲液至 1 000ml，混匀。

（2）SDS 应用液：用蒸馏水将原液稀释 100 倍。

3. **标本** EDTA 抗凝全血或末梢血。

【操作】

1. **制备标准曲线** 取 4 份不同浓度抗凝血，分别用 HiCN 法及本法测定每份血液的血红蛋白浓度和吸光度，然后以 HiCN 法测得的血红蛋白浓度为横坐标，SDS 法测得的吸光度为纵坐标，绘制标准曲线。

2. **测定** 取 SDS 应用液 5ml，置于试管中，加入全血 20μl，充分混匀。5 分钟后测定 540nm 处吸光度，查标准曲线或通过 K 值即可得出血红蛋白浓度。

【参考区间】

同氰化高铁血红蛋白测定法。

【注意事项】

SDS-Hb 消光系数未确定，不同厂家和不同批次的 SDS 质量差异性大，在使用 SDS 测定 Hb 时必须用氰化高铁血红蛋白法制备标准曲线。SDS 液可破坏白细胞，因此某些血液分析仪不宜使用。

【讨论】

1. HiCN 和 SDS-Hb 法测定血红蛋白的优点和缺点各是什么？按照方法学评价要求设计一个实验并完成。

2. HiCN 转化液在使用过程中应注意哪些问题？

3. 影响血红蛋白测定的因素有哪些？如何进行质量控制？

实验八　血细胞比容测定

一、微量法

【目的】

掌握血细胞比容（HCT）的微量测定法。

【原理】

以不改变红细胞体积和血容量的抗凝剂处理的全血，然后将其注入标准毛细玻璃管，在一定速度和时间离心后，血液中各种不同成分互相分离，计算压实红细胞占全血的比值即为血细胞比容。

【材料】

1. 器材

（1）专用毛细管：由钠玻璃制成，长度为（75±0.5）mm；内径为（1.155±0.085）mm；管壁厚度为 0.20mm，允许范围为 0.18～0.23mm。

（2）毛细管密封胶：应使用黏土样密封胶或符合要求的商品。

（3）微量高速离心机：离心半径应大于 8.0cm，能在 30 秒内加速到最大转速，在转动圆周边的相对离心力（RCF）为 10 000～15 000×g 时，转动 5 分钟，转盘的温度不超过 45℃。

（4）专用读数尺（可用一般刻度尺代替）。

（5）试管、微量吸管、乳胶吸头、干脱脂棉。

2. 标本　EDTA 或肝素抗凝静脉血。

【操作】

1. 吸血　用虹吸法将血液充入专用毛细管中，至 2/3（50mm）处，避免气泡产生。

2. 封口　把毛细管未吸血的一端垂直插入密封胶，封口。密封胶柱应为 4～6mm。

3. 离心　把毛细管（封端向外）放入专用高速离心机，以 12 500×g 相对离心力离心 5 分钟。

4. 读数　取出离心后的毛细管，置于专用读数板的凹槽中，移动滑尺刻度至还原红细胞层表层，读出相对应的数值；或用刻度尺分别测量红细胞层和全血层长度，计算其比值，即为 HCT。

5. 操作示意　见图 2-14。

【参考区间】

成人（WS/T 405—2012）：男性 0.40～0.50；女性 0.35～0.45。

新生儿：0.47～0.67。

儿童（WS/T 779—2021，静脉血）：28 天～<6 个月，0.28～0.52；6 个月～<1 岁，0.30～0.41；1～<2 岁，0.32～0.42；2～<6 岁，0.34～0.43；6～<13 岁，0.36～0.46；13～18 岁，男性 0.39～0.51，女性 0.36～0.47。

取专用毛
细管一支　　吸取血液　　封堵毛细管　　高速离心　　读数及报告结果

12 500×g离心5分钟

75mm

HCT：×.×××

4~6mm

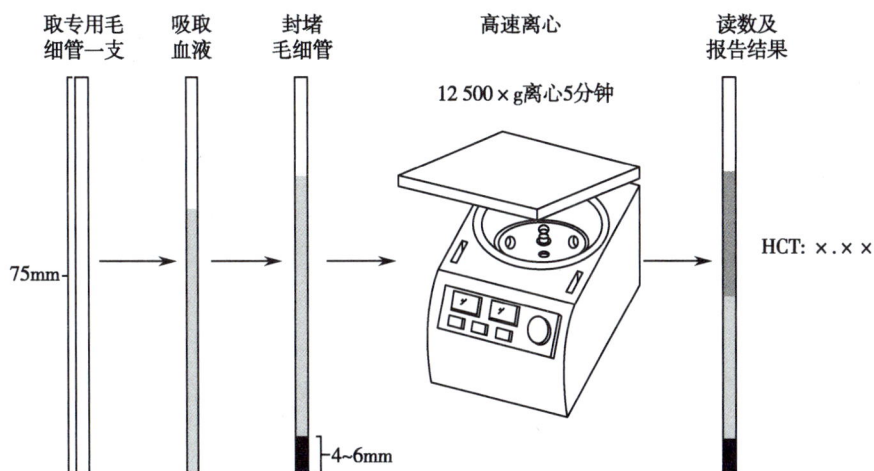

图2-14　微量法血细胞比容测定示意图

【注意事项】

1. **器材**　所用器具清洁干燥,防止溶血。
2. **采血**　如使用末梢血,穿刺应稍深,使血液能自动流出,取第2滴血检验。
3. **抗凝**　抗凝剂的量要准确并与血液充分混匀。防止血液稀释或凝固。
4. **封口**　为防止破坏红细胞,毛细管的密封不能采用烧熔的方法。
5. **离心**　离心速度直接影响HCT。相对离心力RCF以10 000~15 000×g为宜,当读出的HCT>0.5时,应再离心5分钟。放置毛细管的沟槽平坦,胶垫富有弹性,防止离心时血液漏出。
6. **读数**

（1）离心后血液分为5层,自上而下分别为血浆层、血小板层、白细胞层和有核红细胞层、还原红细胞层（紫黑红色）、氧合红细胞层（鲜红色）。读数以还原红细胞层表面为准。

（2）红细胞形态异常时因变形性减低使血浆残留量增加,结果假性增高;而体外溶血和自身凝集会使结果假性降低。

（3）由于采用高速离心,红细胞间残存的血浆量较少,因而结果较温氏法低（平均低0.01~0.02）。

（4）同一标本的两次测量结果之差不可大于0.015。

二、温氏法

【目的】

掌握血细胞比容温氏测定法。

【原理】

同微量法。微量法用高速离心,温氏法则用常量、中速离心。

【材料】

1. 器材

（1）温氏管：管长 110mm，内径 3mm（内径不均匀性误差<0.05mm），管上刻有 0～100mm 刻度，分度值为 1mm（图 2-15）。

（2）细长毛细滴管（图 2-15）、乳胶吸头。

（3）水平式离心机：RCF 应在 2 264×g 以上。

2. 标本 EDTA 或肝素抗凝静脉血。

【操作】

1. 加标本 用细长毛细滴管吸取混匀的抗凝血，插入温氏管底部，然后将血液缓慢注入至刻度"10"处，并用小橡皮塞塞紧管口。

2. 离心 将加好标本的温氏管置于离心机，以 2 264×g 相对离心力离心 30 分钟，读取压实红细胞层柱高的毫米数，再离心 10 分钟，至红细胞层高度不再下降为止。

3. 读数 以还原红细胞层表面为准，读取红细胞层柱高的毫米数，乘以 0.01，即为 HCT 值。

图 2-15 细长毛细滴管和温氏管

【参考区间】

同微量法。

【注意事项】

1. 抗凝剂用量 将 3.5mg 的 EDTA-K$_2$ 或 0.2mg 的肝素钠装于小试管内烘干，可抗凝 2ml 血液。应严格控制加入量，抗凝剂用量过大可使红细胞皱缩。

2. 采血 因静脉压迫时间过长会引起血液淤积与浓缩，所以当针刺入血管后应立即除去止血带再抽血，以防 HCT 增加。

3. 加标本 抗凝血在注入温氏管前应反复轻微振荡，使 Hb 与氧充分接触，注入温氏管时要避免产生气泡。

4. 离心 离心条件要确保，因红细胞的压缩程度受相对离心力大小和离心时间的影响较大。要求 RCF 为 2 264×g，离心 30 分钟。即若有效离心半径为 22.5cm，应以 3 000r/min 的速度离心。如有效离心半径不足或转速不足均可使相对离心力降低，必须适当延长离心时间或提高离心速度加以纠正。本法离心力不足以完全排除红细胞之间的残留血浆且用血量大，已逐渐被微量法取代。

5. 结果报告 如上层血浆有黄疸及溶血现象应予注明，供临床医师参考。

【讨论】

1. 影响 HCT 测定的因素有哪些？如何进行质量控制？

2. 对微量法和温氏法 HCT 测定进行方法学评价。

3. 相对离心力和离心机转速之间如何换算？

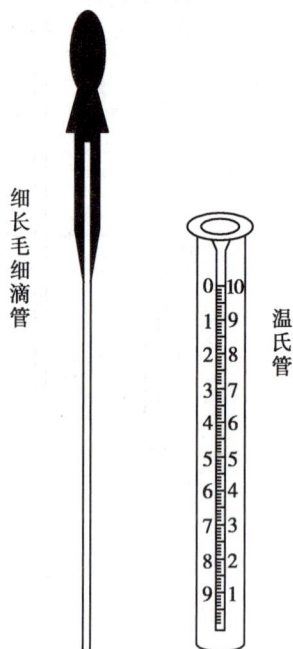

实验九　红细胞沉降率测定

一、魏氏法

【目的】

掌握魏氏法红细胞沉降率（ESR）测定的原理及操作方法。

【原理】

将一定量的枸橼酸钠抗凝全血置于特制血沉管中，直立于血沉架上。由于红细胞比重大于血浆，在离体抗凝血中能克服血浆阻力而下沉。1 小时后读取上层血浆高度的毫米数值，即为红细胞沉降率。

【材料】

1. 器材

（1）魏氏（Westergren）血沉管：全长（300±1.5）mm，两端相通，表面有规范刻度的无色、平头、正圆柱形玻璃或塑料管，内径 2.55mm，管内均匀误差<5%，外径（5.5±0.5）mm，管壁刻度 200mm，误差 ±0.35mm，最小分度值 1mm，误差为<0.2mm。

（2）血沉架、0.5ml 吸管、吸耳球、小试管、试管架。

2. 试剂　0.109mol/L 枸橼酸钠溶液：枸橼酸钠（$Na_3C_6H_5O_7 \cdot 2H_2O$）32.0g，溶于 1 000ml 蒸馏水中。

3. 标本　枸橼酸钠抗凝静脉血。

【操作】

1. 加抗凝剂　取浓度为 0.109mol/L 的枸橼酸钠溶液 0.4ml 加入试管中。

2. 采血　采静脉血 1.6ml，加入含抗凝剂的试管中，混匀。使用枸橼酸钠抗凝负压采血管采集的全血标本时，操作 1、2 可省略。

3. 吸血　混匀全血吸入血沉管内至刻度"0"处，拭去管外余血。

4. 直立血沉管　将血沉管直立于血沉架上。

5. 读数　1 小时后准确读取红细胞下沉后露出的血浆段高度（×× mm/h），即为红细胞沉降率。

6. 操作示意　见图 2-16。

【参考区间】

魏氏法：男性 0～15mm/h，女性 0～20mm/h。

【注意事项】

1. 器材　魏氏血沉管应符合 ICSH 标定规格，血沉管、注射器、试管均应保持清洁干燥，以免溶血。血沉架要平稳。

2. 抗凝剂

（1）使用分析纯（AR）枸橼酸钠抗凝剂，配制时浓度应准确，配成后液体不浑浊、无沉

加抗凝剂　　加血液　　将血液吸　　　直立　　　读数及
0.4ml　　　1.6ml　　入血沉管　　血沉管　　结果报告

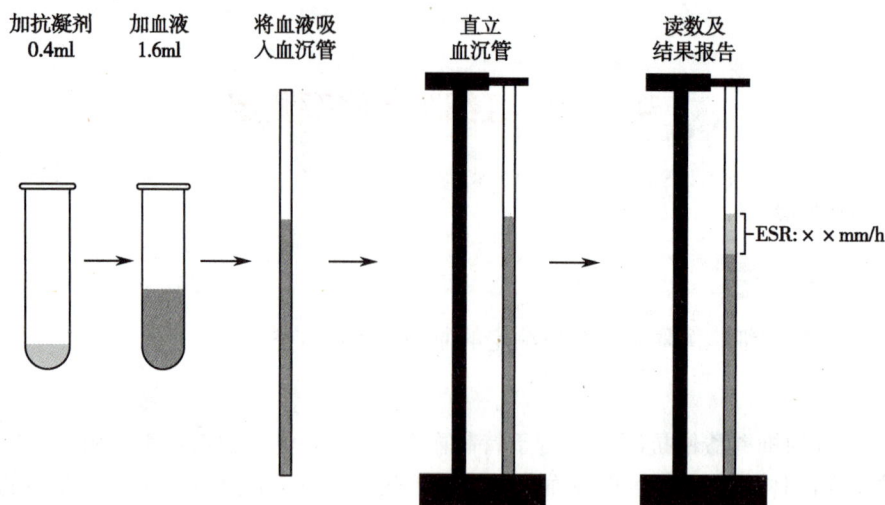

图2-16　红细胞沉降率测定操作示意图

淀，4℃保存可用1周。

（2）严格控制采血量，使抗凝剂与血液比例为1:4。

3. 标本

（1）静脉采血应在30秒内完成，不得混入消毒剂，避免溶血、气泡或形成凝块。

（2）血沉管吸血时避免产生气泡。

（3）采血后3小时内完成实验。如置于4℃冷藏，可延至6小时内测定完毕，但测定时应将血液标本恢复至18～25℃。

4. 直立血沉管

（1）血沉管应严格垂直放置（90°±1°），防止血液外漏或形成气溶胶影响测定结果。如果血沉管倾斜，红细胞将沿一侧管壁下沉，血浆则沿另一侧管壁上升，因此红细胞下降时受到的阻力减少，沉降速度可大大加快（血沉管倾斜3°时，沉降率可增加30%）。

（2）血沉架应放置平稳，不移动、不摇动、不振动，避免阳光直射。

5. 读数

（1）测定温度：测定室温要求为18～25℃，且稳定在±1℃。室温过高时血沉加快，应查血沉温度校正表（图2-17）进行温度校正后报告结果。

（2）测定时间：严格控制在（60±1）分钟。红细胞沉降率在1小时沉降过程中并不是均衡等速度的沉降，因此绝不能只观察30分钟沉降率，将结果乘以2作为1小时血沉结果。

二、自动血沉仪法

【目的】

掌握红细胞沉降率的自动血沉仪测定法。

【原理】

采用红外线探测技术或其他光电技术定时扫描红细胞与血浆界面位置，数据结果经计算机处理后得出，可记录血液沉降全过程。

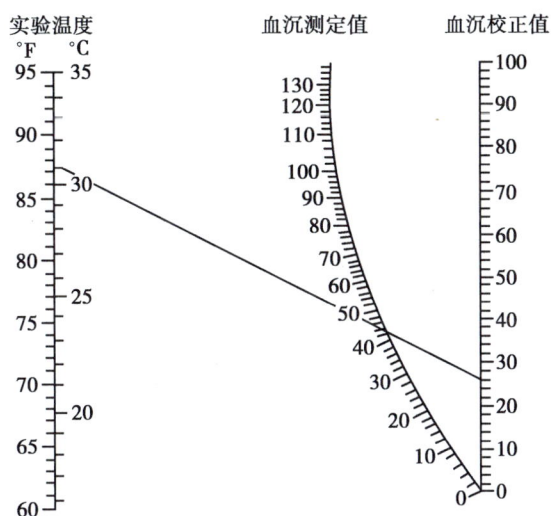

图 2-17 血沉温度校正表

【材料】

1. 器材

（1）动态血沉测定仪：均用红外线扫描检测。根据型号不同，可以 5～100 管同时检测。有的还有恒温装置。本法操作简便，可动态观察结果，便于对血沉状态进行分析。

（2）专用血沉管：应使用与仪器匹配的试管或一次性专用管。

2. 试剂 0.109mol/L 枸橼酸钠溶液或 EDTA 盐。

3. 标本 同魏氏法。

【操作】

按仪器操作规程操作。

【参考区间】

同魏氏法。

【讨论】

1. 影响血沉测定的因素有哪些？如何进行控制？

2. 测定血沉时，如温度过高或过低，应如何报告结果？

实验十 血液分析仪的使用及结果分析

一、三分群型血液分析仪的使用及结果分析

【目的】

掌握三分群型血液分析仪的原理、操作步骤及结果分析。

41

【原理】

以电阻抗型仪器为例。

1. 细胞计数 悬浮在电解质溶液中的血细胞具有相对非导电的特性,当血细胞通过计数小孔时,引起恒流电路上的电阻突然增大,产生电压脉冲信号。脉冲信号的强弱反映细胞体积的大小,脉冲信号的多少反映细胞的数量。这些脉冲信号经过放大、甄别、整形、阈值调节、计数及自动补偿装置系统,完成对血细胞的计数和体积测定。这就是电阻抗原理,即库尔特原理。血细胞脉冲信号示意图见图2-18。

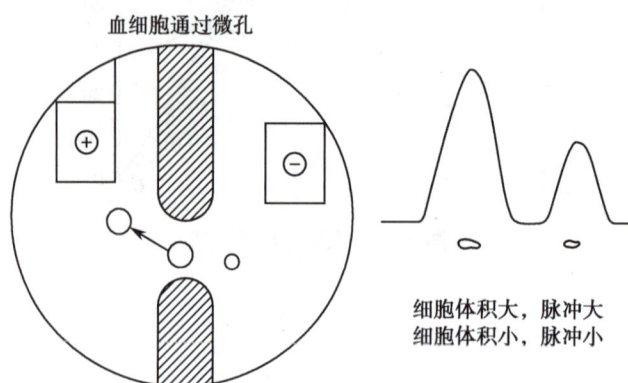

血细胞通过微孔

细胞体积大,脉冲大
细胞体积小,脉冲小

图2-18 血细胞脉冲信号示意图

2. 血红蛋白(Hb)测定 当稀释血液加入溶血剂后,红细胞溶解并释放出 Hb,Hb 与溶血剂中的某些成分结合形成血红蛋白衍生物,在特定的波长(一般在 530~550nm)下进行比色,吸光度的变化与稀释液中 Hb 含量成正比,仪器通过计算得出标本的 Hb 浓度。

3. 白细胞分群 标本中加入特定的溶血剂使红细胞溶血,同时使白细胞膜表面产生小孔,细胞失水而皱缩,皱缩后的细胞大小是细胞核与胞质中颗粒成分及细胞膜的总和,并使各种类型白细胞之间的体积差异增大,便于各种白细胞的分群。血液分析仪根据改造后细胞体积的大小,将范围为35~450fl的白细胞分成大、中、小三个群体(表2-4),并显示其白细胞直方图(图2-19)。根据各细胞群面积占总体面积的比例,计算出白细胞各亚群的百分率和绝对值。

表2-4 电阻抗型血液分析仪的白细胞三分群特性

细胞群	体积/fl	主要细胞	脱水后特点
小细胞群	35~90	淋巴细胞	单个核细胞,核小,无颗粒或偶有颗粒,细胞小
中等大小细胞群	90~160	单核细胞、嗜酸性粒细胞、嗜碱性粒细胞、幼稚细胞	单个核细胞或核分叶少,颗粒细小、稀疏,细胞中等大小
大细胞群	>160	中性粒细胞	核分叶多,颗粒多,细胞大

【材料】

1. 器材 三分群型血液分析仪。

2. 试剂

(1)仪器配套的稀释液、溶血剂、清洗液等。

(2)全血质控物。

3. 标本 EDTA 抗凝新鲜全血。

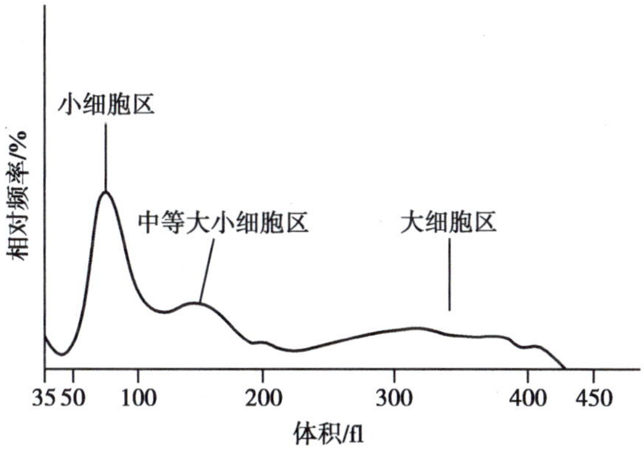

图 2-19　三分群型血液分析仪白细胞直方图

【操作】

1. **仪器准备**　开机前检查电源连接、废液瓶等装置连接、试剂等，启动不间断电源（UPS 电源）开关，再启动血液分析仪开关，仪器完成自检程序，仪器自检通过时，空白计数应该达到仪器的要求。

2. **质控物检测**　配套质控物从冰箱取出后放置室温平衡 15～30 分钟，轻轻充分混匀后在血液分析仪上检测。其结果在控，才能检测标本。

3. **标本检测**　严格按照仪器标准操作程序（SOP）进行标本检测。

4. **结果审核**

（1）参数：①白细胞参数包括 WBC 总数，大、中、小三群细胞的百分比和绝对值。②红细胞参数包括红细胞、血红蛋白的各类定量参数。③血小板参数包括数量、体积等。

（2）直方图：RBC、WBC 和 PLT 直方图。

（3）报警：如果标本有异常，包括数量、分类以及仪器故障，仪器出现相应符号或"flag"提示，参阅每台仪器的说明书。

5. **结果报告**　根据各项参数的检测结果、细胞直方图、报警提示信息与临床诊断等，综合分析是否可以直接发出检验报告，或必须经过显微镜计数和涂片复查后方可发出。

6. **关机**　标本检测结束后，进行仪器清洁保养，并按照 SOP 关机程序关机。

7. **操作示意**　见图 2-20。

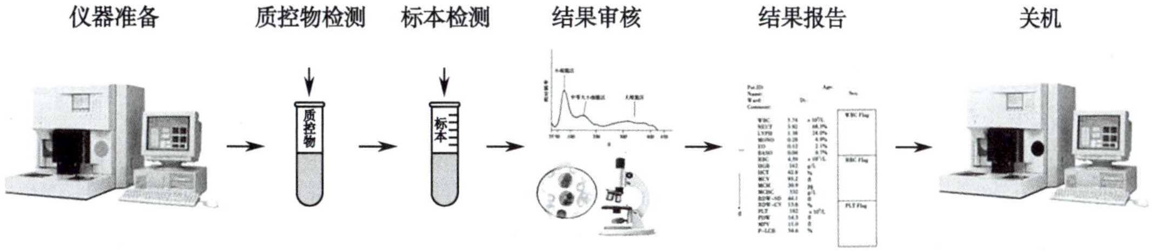

图 2-20　三分群血液分析仪操作示意图

【注意事项】

1. **检测前**

（1）环境：仪器应有良好的接地装置、稳压装置，防电磁，防尘，室内温度应保持在 18～

25℃,相对湿度应该<80%。

(2)试剂:宜使用有效期内的配套试剂。使用非配套试剂或自配试剂时,应通过如比对实验等评价其质量和适用性。

(3)标本:采血应该顺利,使用 EDTA 盐抗凝剂抗凝,充分抗凝以保证血液标本无凝块。标本应于 4 小时内在血液分析仪上测试完毕,其间血液标本置于室温,不宜在冰箱保存,因为低温会使血小板计数值降低。临床上要特别注意以下异常标本的识别、处理:①溶血标本。②冷凝集标本。③乳糜血标本。④EDTA 依赖性假性血小板减少症的标本。⑤冷球蛋白干扰标本。⑥有核红细胞增多标本。

2. 检测中

(1)质量控制:①开展室内质量控制,频度至少每天 1 次,每次至少使用 2 个浓度水平(正常和异常水平)的质控物,标本量大的实验室应依据标本量增加质控批次,同时可建立患者数据的质量控制方法。②定期参加室间质量评价或实验室间能力比对试验。

(2)样本检测:严格按照仪器 SOP 进行标本检测,上机前注意观察标本性状,确保标本无小凝块、纤维蛋白丝,对标本编号并充分混匀(人工混匀方法为颠倒 180°露底轻轻混匀5~8 次)后,方可上机检测。

3. 检测后 在仪器运行正常、室内质控在控、标本符合要求等情况下,综合仪器报告的数值结果、图形结果和报警信息等,结合临床资料进行报告审核与发放,违背复检规则时按照所制定的复检规则进行复检后方可报告结果,同时应及时规范报告白细胞、血红蛋白和血小板等检验危急值。

(1)数值结果异常:包括数值异常增高、降低,各参数间逻辑矛盾,结果无法测出,以及与历史结果差异显著等。

(2)图形异常:主要包括直方图和散点图的异常。①直方图异常:直方图包括白细胞直方图、红细胞直方图和血小板直方图,各类细胞的数量和形态结构、稀释液和溶血素的作用等可影响细胞的直方图。②散点图异常:散点图包括白细胞相关散点图、红细胞相关散点图、血小板相关散点图。不同型号的仪器因检测原理组合不同,散点图表达形式也有显著差别。当存在病理性或非病理性因素干扰时,散点图可出现异常。对于白细胞直方图或散点图异常的需血涂片显微镜复查,或在血细胞形态学分析仪进行白细胞分类等形态学复核。

(3)仪器报警信息:当检测的标本不符合仪器的设定标准或用户所设定的检测标准时,血液分析仪出现提示信息,此时应对结果进一步复核。报警信息主要有报警符号和文字提示两种形式。

(4)复检方法:应执行符合自身条件且满足临床需求的复检规则,保证报告的正确性。

4. 结果分析

(1)白细胞:①白细胞直方图仅能作为"正常"和"异常"标本的初筛和提示,并无诊断意义(图 2-21)。分析白细胞直方图还有助于判断 WBC 计数是否受到其他因素的干扰和影响,如红细胞破坏不完全、血小板聚集成团等,此时会造成 WBC 值假性偏高(图 2-22)。②根据仪器原理,白细胞三分群仅是粗略分类,识别的是"改造"以后的细胞,不能和外周血真实白细胞相吻合,因此三分群型血液分析仪的白细胞分群结果不能等同于白细胞分类,白细胞分类须进行人工镜检,同时注意观察细胞形态变化。

(2)红细胞:红细胞检测结果有助于分析红细胞性质、状态和红细胞疾病的诊断。①红细胞平均体积(MCV)和红细胞体积分布宽度(RDW):两个参数相结合作为贫血的分类依

提示：中性粒细胞（大）增多或淋巴细胞（小）减少

提示：中性粒细胞（大）减少或淋巴细胞（小）增多

提示：可能单核细胞、嗜酸性粒细胞等（中）增多

提示：可能存在异型淋巴细胞（小）

提示：急性淋巴细胞白血病有此图形

提示：急性非淋巴细胞白血病有此图形

提示：慢性淋巴细胞白血病有此图形

提示：慢性粒细胞白血病有此图形

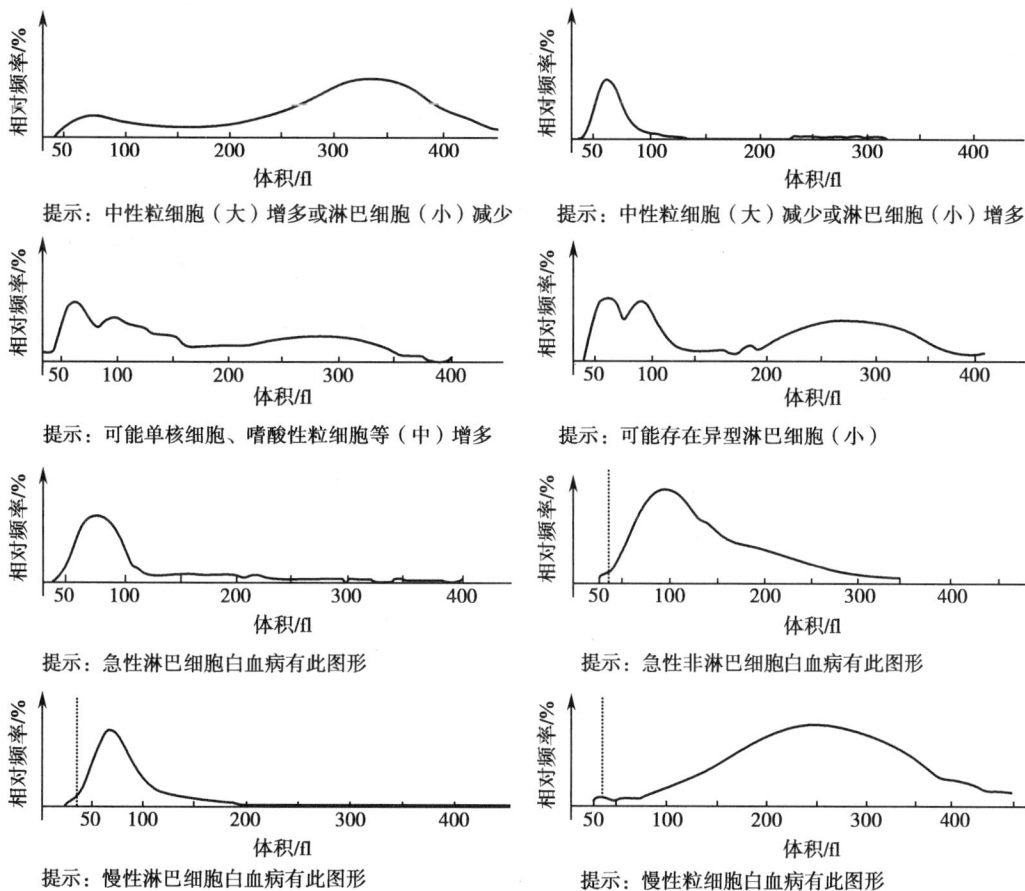

图 2-21 白细胞直方图的提示作用

大：大细胞群；中：中等大小细胞群；小：小细胞群。

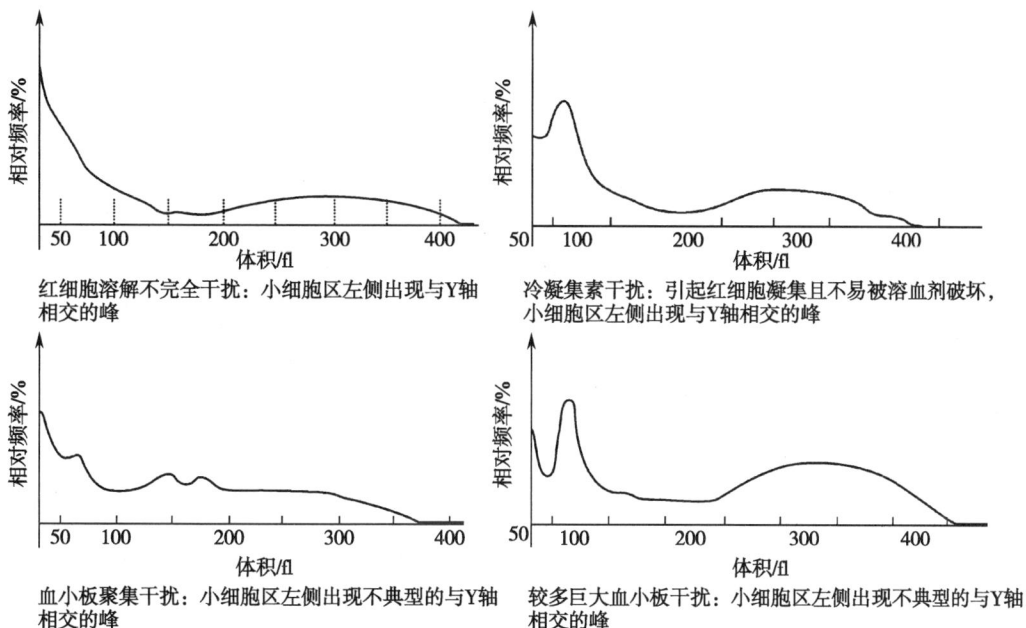

红细胞溶解不完全干扰：小细胞区左侧出现与Y轴相交的峰

冷凝集素干扰：引起红细胞凝集且不易被溶血剂破坏，小细胞区左侧出现与Y轴相交的峰

血小板聚集干扰：小细胞区左侧出现不典型的与Y轴相交的峰

较多巨大血小板干扰：小细胞区左侧出现不典型的与Y轴相交的峰

图 2-22 干扰因素致白细胞直方图改变

据,可将贫血分为 6 种类型(表 2-5)。②红细胞直方图:有助于贫血的诊断(如缺铁性贫血、巨幼细胞贫血和铁粒幼细胞贫血)及疗效观察(图 2-23)。分析红细胞直方图时应注意观察直方图峰的位置、峰底开口宽度、峰顶形状及有无双峰现象。③红细胞参数和直方图不能完全代替显微镜下对红细胞形态和细胞内容物的观察。

表 2-5　贫血的 RDW 和 MCV 分类

MCV	RDW	分类	意义
减低	正常	小细胞均一性	轻型 β 珠蛋白生成障碍性贫血
减低	升高	小细胞不均一性	缺铁性贫血、HbH 病
正常	正常	正细胞均一性	慢性病性贫血、再生障碍性贫血、白血病
正常	升高	正细胞不均一性	骨髓纤维化、铁粒幼细胞贫血
升高	正常	大细胞均一性	骨髓增生异常综合征、再生障碍性贫血
升高	升高	大细胞不均一性	巨幼细胞贫血、恶性贫血

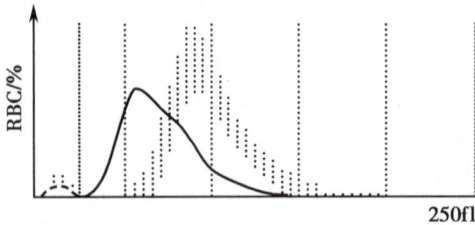

缺铁性贫血直方图特征:主峰左移,峰底变宽,显示有小细胞不均一性红细胞

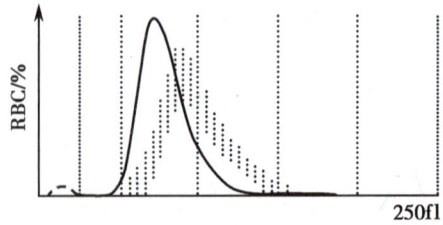

轻型 β 珠蛋白生成障碍性贫血直方图特征:曲线峰左移,峰底较窄,显示有小细胞均一性红细胞

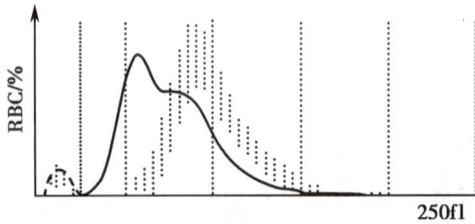

铁粒幼细胞贫血直方图特征:"双峰"形,峰底明显变宽,说明有大、小两群红细胞

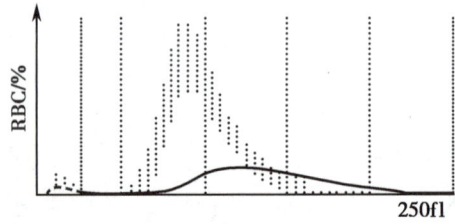

巨幼细胞贫血直方图特征:曲线顶点较低、主峰平坦右移,峰底明显变宽,显示有大细胞不均一性红细胞

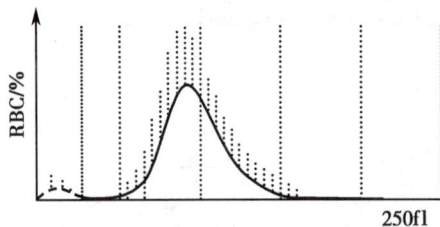

急性失血性贫血直方图特征:主峰变低,其他与正常红细胞直方图基本一致

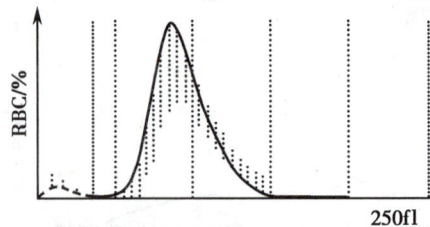

健康人红细胞直方图特征:两侧基本对称的正态曲线,主峰顶点较高,峰底较窄

图 2-23　各类红细胞直方图
图中虚线为正常拟合曲线。

（3）血小板：血小板参数对判断血小板成熟度、骨髓产生血小板能力和血小板相关疾病的诊断有一定帮助。①血小板平均体积（MPV）：与血小板数量呈非线性负相关。由于MPV参考区间不固定，血小板比容（PCT）的参考区间也不固定，这些参考区间的确定需结合PLT数目多少考虑。MPV与血小板分布宽度（PDW）联合检测的临床意义见表2-6。②血小板直方图：有助于PLT计数的质量控制，如血小板聚集、小红细胞或细胞碎片干扰等（图2-24）。对于异常血小板直方图的标本，进行显微镜复检对结果进行确认。因抗凝不当引起的血小板聚集，重取标本测定。

表2-6　MPV与PDW检测的临床意义

PDW	MPV	临床意义
增高	正常	原发性血小板增多症、反应性血小板增多症
减低	减低	巨幼细胞贫血
增高	增高	粒细胞白血病、原发免疫性血小板减少症
减低	增高	再生障碍性贫血

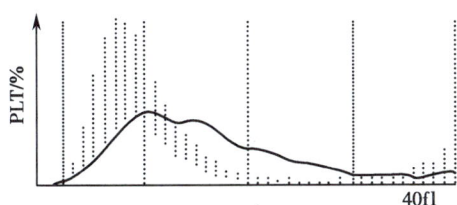

大血小板增多直方图特征：
曲线峰顶点右移，曲线右侧底部抬高

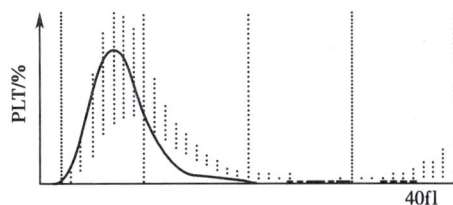

小血小板增多直方图特征：曲线峰顶点左移

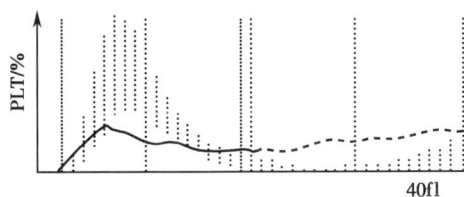

血小板有大量聚集直方图特征：曲线峰顶点右移、
变得低而平，PLT计数会假性减低

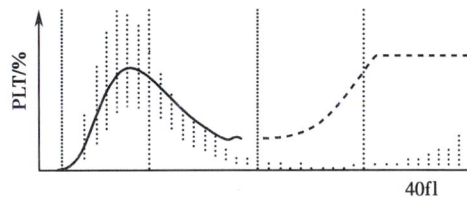

小红细胞干扰血小板计数的直方图特征：曲线峰的
右侧以较大斜率抬起，PLT计数会假性升高

图2-24　各类血小板直方图
图中虚线为正常拟合曲线。

5. **实验室生物安全**　将所有标本均视为传染源，对"高危"标本（如HIV阳性标本）要注明标识，做好自身安全防护工作；按要求处理检测后的血液标本和废弃物；定期处理废液，防止废液溢出，如果溶血剂中含有氰化物，废液必须使用次氯酸处理后再排放。

【讨论】

1. 三分群血液分析仪白细胞、红细胞和血小板直方图表达的意义是什么？
2. 标本中哪些因素可引起血液分析仪检测参数报警？

二、五分类型血液分析仪的使用及结果分析

【目的】

掌握五分类型血液分析仪的原理、操作步骤及结果分析。

【原理】

1. **细胞计数及体积测定** 同三分群型血液分析仪。

2. **血红蛋白测定** 同三分群型血液分析仪。

3. **白细胞五分类计数** 不同型号的仪器所采用的技术也不尽相同,如多角度激光散射法、容量电导光散射(VCS)分类法、阻抗和射频法、多角度偏振光散射分类法(MAPSS)、光散射与细胞化学联合分类法等。

4. **血小板计数及相关参数检测** 单独和联合应用电阻抗法、流式细胞术、光散射法、核酸荧光染色法、单克隆抗体荧光染色散射法。

5. **网织红细胞计数与分类** 应用非荧光或荧光RNA染色光散射法。

【材料】

1. **器材** 全自动五分类型血液分析仪、静脉采血器材等。

2. **试剂**

(1)仪器配套的稀释液、溶血剂、清洗液、染液等。

(2)全血质控物。

3. **标本** EDTA-K$_2$抗凝新鲜全血。

【操作】

开机准备、质控物检测、标本检测、结果报告、关机等基本操作基本同三分群型血液分析仪,但五分类型血液分析仪的报告内容更加丰富,白细胞分类图形显示为更直观的散点图(图2-25),有些仪器还能显示网织红细胞参数和分类图形。

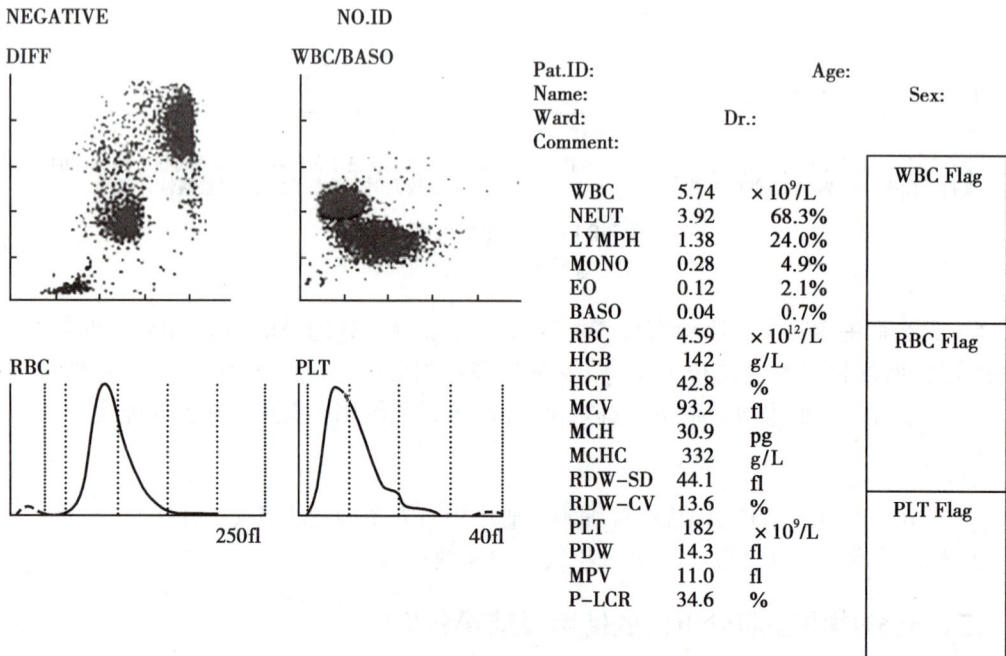

图2-25 五分类型血液分析仪内载打印报告单

【参考区间】

成人静脉血五分类型血液分析仪细胞计数的参考区间见表2-7。

表2-7　五分类型血液分析仪细胞计数的参考区间

项目	单位	性别	参考区间
白细胞计数（WBC）	×10⁹/L	男/女	3.5～9.5
中性粒细胞百分率（NEUT）	%	男/女	40.0～75.0
淋巴细胞百分率（LYMPH）	%	男/女	20.0～50.0
嗜酸性粒细胞百分率（EO）	%	男/女	0.4～8.0
嗜碱性粒细胞百分率（BASO）	%	男/女	0.0～1.0
单核细胞百分率（MONO）	%	男/女	3.0～10.0
中性粒细胞计数（NEUT#）	×10⁹/L	男/女	1.8～6.3
淋巴细胞计数（LYMPH#）	×10⁹/L	男/女	1.1～3.2
嗜酸性粒细胞计数（EO#）	×10⁹/L	男/女	0.02～0.52
嗜碱性粒细胞计数（BASO#）	×10⁹/L	男/女	0.0～0.06
单核细胞计数（MONO#）	×10⁹/L	男/女	0.1～0.6
红细胞计数（RBC）	×10¹²/L	男	4.3～5.8
		女	3.8～5.1
血红蛋白（HGB）	g/L	男	130～175
		女	115～150
血小板计数（PLT）	×10⁹/L	男/女	125～350

【注意事项】

1. 检验前、检验中、检验后及实验室生物安全的注意事项　基本同三分群型血液分析仪。

2. 结果分析

（1）白细胞：①五分类型血液分析仪的检测结果也只能当作一种过筛手段，不能取代手工法显微镜下分类。应根据国际血液学复检专家组（International Consensus Group for Hematology Review）提出的显微镜复检的41条建议性标准，结合自身情况修订并执行。②白细胞分类散点图：不同型号血液分析仪所采用的原理、试剂、测试细胞的组合方式均不一致，所绘出的散点图也有差别（图2-26）。与直方图相比，散点图更为明确地提示某类细胞的比例变化或有无异常细胞出现，进而在显微镜检查中投入较多精力注意这些变化，或在体检人群中筛选是否需要进一步做血涂片检查。

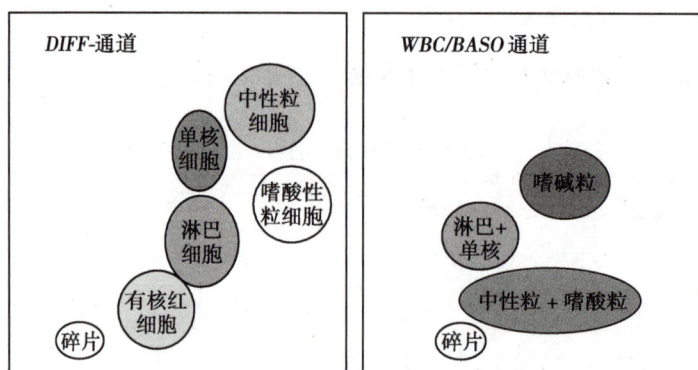

图 2-26 多角度激光散射法白细胞分类散点图
DIFF 通道,白细胞分类检测通道。

(2)红细胞:①直方图同三分群型仪器。②网织红细胞:血细胞分析仪根据荧光强度,更加细致地将网织红细胞分为 LFR、MFR、HFR 三部分,越早期的网织红细胞显示荧光越强,完全成熟红细胞没有荧光(图 2-27)。

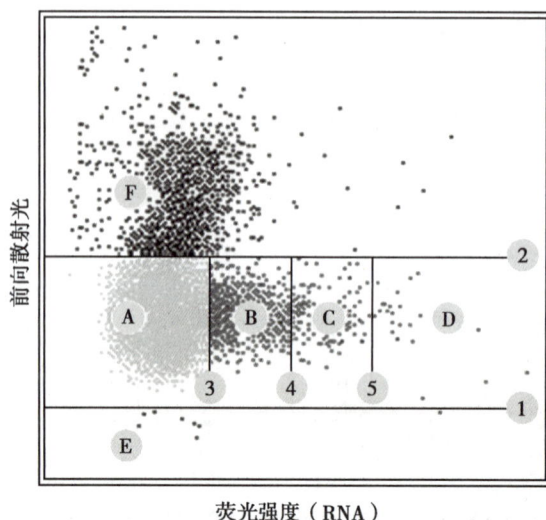

图 2-27 网织红细胞分类散点图
A. 成熟红细胞区(RBC);B. 低荧光强度网织红细胞区(LFR);C. 中荧光强度网织红细胞区(MFR);D. 高荧光强度网织红细胞区(HFR);E. 血小板区(PLT);F. 偶然事件区。

(3)血小板:直方图同三分群型仪器。

【讨论】

1. 三分群型、五分类型血液分析仪的白细胞分类异同点有哪些?

2. 血液分析仪的结果分析要点有哪些?

实验十一 血液分析仪校准、性能评价和比对

一、血液分析仪的校准

【目的】

掌握血液分析仪校准的方法。

【原理】

在血液分析仪精密度良好的前提下,使用配套校准品或定值新鲜全血对仪器的 WBC、RBC、Hb、MCV、PLT、HCT/MCV 等主要检测参数进行校正,从而保证各参数检测结果与定值的差异符合允许误差的要求,保证检测结果的准确性。

【材料】

1. **器材** 血液分析仪等。

2. **试剂**

(1)仪器配套的稀释液、溶血剂、清洗液等。

(2)校准品:血液分析仪同一批号的配套校准品 2 瓶。

【操作】

1. **仪器准备** 先用清洁液对仪器内部各通道及测试室进行维护保养,确认仪器的背景计数、精密度及携带污染率在说明书标示的范围内,才可进行校准。

2. **校准品准备** ①将配套校准品从 2~8℃冰箱取出后,在 18~25℃室温条件下放置 15~30 分钟,使其温度恢复至室温。②检查配套校准品是否超过有效期,是否有溶血等异常情况。③轻轻地将校准品反复颠倒混匀,并水平放于两手掌间慢慢搓动,充分混匀校准品,不可使用涡旋式振荡器。④打开瓶塞时,使用纱布或软纸吸收溅出的血液。⑤将 2 瓶校准品混合在一起以降低瓶间差,混匀后再分装于 2 瓶内。其中一管用于校准物的检测,另一管用于校准结果的验证。

3. **校准品检测** ①取 1 瓶校准品,连续检测 11 次,去除第 1 次检测结果,以防止携带污染。②仪器若无自动校准功能,则手工记录第 2~11 次的各项检测结果,计算出均值,均值小数点位数比日常报告结果多 1 位;有自动校准功能的仪器可直接得出均值。

4. **判别仪器是否需要校准** 计算各参数的均值与靶值的相对偏差,并与表 2-8 中的判别标准进行比较。①若各参数相对偏差全部不超过表 2-8 中的第一列数值时,仪器不需要进行校准,记录检测数据即可。②若各参数相对偏差超过表 2-8 中的第二列数值时,需请维修人员核查原因并进行处理。③若各参数相对偏差在表 2-8 中第一列与第二列数值之间时,需对仪器进行校准,校准方法按照说明书的要求进行。④若仪器无自动校准功能,则计算出新校准系数,将新校准系数输入仪器代替原校准系数。

例如配套校准品在某血液分析仪上进行测定,第 2~11 次测定数据和计算结果见表 2-9。

表2-8 血液分析仪校准的判别标准

参数	相对偏差 /%	
	第一列	第二列
WBC	1.5	10
RBC	1.0	10
Hb	1.0	10
HCT	2.0	10
MCV	1.0	10
PLT	3.0	15

表2-9 某血液分析仪校准的测定数据和计算结果

测定次数	检测参数					
	WBC/($\times 10^9$/L)	RBC/($\times 10^{12}$/L)	Hb/(g·L^{-1})	MCV/fl	PLT/($\times 10^9$/L)	MPV/fl
2	9.26	4.204	127.5	85.35	209.2	8.87
3	9.37	4.201	127.1	84.89	207.1	8.91
4	9.38	4.198	127.6	85.33	216.3	8.88
5	9.26	4.202	127.1	85.45	218.2	8.87
6	9.30	4.220	127.4	84.97	215.4	8.95
7	9.40	4.206	127.0	85.61	213.8	8.89
8	9.30	4.211	126.9	85.96	213.8	8.94
9	9.34	4.224	126.8	85.30	219.4	8.97
10	9.34	4.223	127.4	85.47	216.6	8.90
11	9.24	4.230	127.1	85.45	210.9	8.93
均值（$\bar{x}$）	9.32	4.212	127.2	85.38	214.1	8.91
标准差（S）	0.056	0.011	0.300	0.303	3.96	0.035
变异系数 /%	0.601	0.261	0.236	0.355	1.850	0.393
校准品靶值	8.9	4.17	129	89.3	201	9.7
相对偏差 /%	+4.72	+1.01	−1.40	−4.39	+6.52	−8.14
原校准系数	1.239	1.140	1.228	0.935	1.014	1.013
新校准系数	1.183	1.129	1.245	0.978	0.952	1.103

注：相对偏差（%）=【（均值－校准品靶值）÷校准品靶值】×100%；新校准系数 = 原校准系数×（校准品靶值÷均值）。

5. 验证校准结果 将第2管未用的校准品充分混匀，在已校准的仪器上重复检测11次，去除第1次结果，计算第2～11次检测结果的均值、相对偏差等。如各参数的相对偏差全部不超过表2-8中第一列数值，为校准合格，否则应请维修人员进行仪器检修，然后重新校准。上述某血液分析仪校准的验证结果见表2-10。

表2-10　某血液分析仪校准的验证结果

测定次数	检测参数					
	WBC/(×10⁹/L)	RBC/(×10¹²/L)	Hb/(g·L⁻¹)	MCV/fl	PLT/(×10⁹/L)	MPV/fl
2	8.96	4.180	128.8	89.30	200.5	9.67
3	8.97	4.182	129.0	89.29	202.4	9.63
4	8.91	4.188	128.7	89.33	202.6	9.78
5	8.91	4.179	128.7	89.35	203.7	9.77
6	8.89	4.180	128.9	89.27	203.0	9.70
7	8.88	4.169	128.9	89.31	203.2	9.80
8	8.95	4.169	129.1	89.28	200.8	9.78
9	8.99	4.171	129.1	89.30	200.5	9.87
10	9.00	4.172	129.0	89.27	200.5	9.80
11	9.00	4.171	129.0	89.25	200.9	9.73
均值($\bar{x}$)	8.95	4.176	128.9	89.30	201.8	9.75
标准差（S）	0.046	0.007	0.100	0.030	1.29	0.071
变异系数(%)	0.514	0.168	0.078	0.034	0.639	0.728
校准品靶值	8.9	4.17	129	89.3	201	9.7
新偏差/%	+0.56	+0.14	−0.08	0.00	+0.40	+0.52
原偏差/%	+4.72	+1.01	−1.40	−4.39	+6.52	−8.14

【参考区间】

校准系数校准的范围最多不能超过以下界限：WBC ±5.0%、RBC ±2.0%、Hb ±2.0%、MCV ±2.25%、PLT ±9.0%、MPV ±2.0%。

【注意事项】

1. 血细胞分析仪校准的时机　为了保证检测结果的准确性，在以下几种情况下需要对仪器进行校准：①血液分析仪在投入使用前。②更换部件进行维修后，可能对检测结果的准确性有影响时。③仪器搬动后，需要确认检测结果的可靠性时。④排除仪器故障和试剂的影响因素后，其室内质控显示仪器的检测结果有漂移时。⑤比对结果超出允许范围时。⑥对于开展常规检测的实验室，要求每半年至少进行一次血液分析仪的校准。

2. 血液分析仪进行校准后，必须开展室内质控以监测仪器的检测结果是否发生漂移。

3. 对于无配套校准品的血液分析仪，必须使用定值新鲜血作为校准品；并且对新鲜血的定值及仪器的校准要求在8小时内（温度条件为18～25℃）完成；其校准步骤与使用配套校准品的校准步骤相同。

【讨论】

血液分析仪校准有哪些要点？

二、血液分析仪的性能评价

【目的】

熟悉血液分析仪的性能评价指标及其评价方法。

【原理】

使用国际血液学标准化委员会(ICSH)推荐的方法对血液分析仪进行稀释效应、精密度、携带污染、可比性、准确性、标本老化、抗干扰性和白细胞分类计数等指标的测试与评估,以保证其检测结果的准确性。

【材料】

1. **器材** 血液分析仪等。
2. **试剂** 仪器配套的稀释液、溶血剂、清洗液等。
3. **标本** EDTA-K$_2$抗凝新鲜全血。

【操作】

1. **本底计数** 用稀释液作为样本在分析仪上连续检测 3 次,3 次检测结果的最大值应在允许范围内。

2. **携带污染** 携带污染主要是指检测系统由前一个标本对下一个标本检测结果的影响,通常用携带污染率(%)表示。评价方法:分别针对不同检测项目,选取 1 份高值标本,充分混匀后连续测定 3 次(H_1、H_2、H_3),随后立即选取 1 份低值标本同样连续测定 3 次(L_1、L_2、L_3),用公式计算携带污染率。携带污染率越低,仪器此项性能越好。

$$携带污染率 = \frac{\left|L_1 - L_3\right|}{\left|H_3 - L_3\right|} \times 100\%$$

3. **精密度** 分为批内精密度、批间精密度。理论上,批内与批间精密度研究范围应该覆盖整个生理和病理范围,因此应选择低、中、高值不同浓度的标本。评价方法:选择低、中、高值标本各 10 份,按照常规方法测定,每份标本重复 3 次,将标本放置室温 2 小时后重复上述测定。将所得结果进行统计学处理,即可得到低、中、高值不同浓度下的批内与批间重复试验 $CV\%$。

批内和批间精密度评价使用双因素方差分析,计算公式如下:

$$重复试验SSQ = \sum (各测定值)^2 - \frac{\sum (小计)^2}{n}$$

$$批间SSQ = \frac{\sum (纵列之和)^2}{u \times n} - \frac{(全部之和)^2}{u \times v \times n}$$

$$批间试验MSQ = \frac{批间SSQ}{v-1}$$

$$批内重复试验CV\% = \frac{\sqrt{重复试验MSQ}}{均值} \times 100\%$$

$$批间重复试验CV\% = \frac{\frac{\sqrt{批间MSQ + (u \times n - 1) \times 重复试验MSQ}}{u \times n}}{均值} \times 100\%$$

式中,u:标本数,v:批数,n:重复次数,SSQ:平方和,MSQ:均数平方,CV:变异系数。

4. **总重复性(总精密度)** 用于评价血液分析仪总精密度的优劣,包含随机误差和携带污染双重变异因素,受批内精密度、仪器校准、仪器漂移和携带污染等影响。评价方法:选择 20 份包括正常范围标本和整个病理范围内的低、高值标本（正常、异常标本各 10 份），随机排列进行测定，该批标本室温放置 2 小时、4 小时后再分别重复测定。测定数据根据下列公式计算得出各评价参数的总 $CV\%$。

总重复性（总精密度）评价使用单因素方差分析，计算公式如下：

$$重复试验SSQ = \sum (各测定值)^2 - \frac{\sum (小计)^2}{n}$$

$$重复试验CV\% = \frac{\sqrt{\dfrac{重复试验SSQ}{u \times (n-1)}}}{均值} \times 100\%$$

5. 稀释效应　稀释效应是评价血液分析仪的测定值与稀释倍数是否呈线性关系，借此试验可求出仪器的最佳线性范围。测定值与稀释倍数之间的线性范围应该包括正常及病理范围，血液分析仪说明书标明了仪器的线性范围。评价方法：取一份高值血细胞的 EDTA-K$_2$ 抗凝新鲜全血，3 000r/min 离心 30 分钟除去部分血浆，使 WBC、RBC、Hb、HCT 和 PLT 达到一个较高值（例如它们分别是 88.0×10^9/L、7.8×10^{12}/L、250g/L、0.66 和 $1\,000 \times 10^9$/L）。以此标本为 100%，再用同源乏血小板血浆或稀释液将该标本按 90%、80%、70%、60%、50%、40%、30%、20%、10% 和 0% 进行稀释，然后从低浓度到高浓度顺序测定不同稀释度的标本，每份标本重复测定 2 次或 3 次取均值为实测值，并与经计算所得各稀释度的理论值相比较，观察覆盖浓度范围的结果是否一致（相对偏差不超过仪器规定的允许偏差，即可认为结果一致）。例如 WBC 88.0×10^9/L 为血液浓度 100% 标本的稀释效应测定结果（表 2-11），最后通过统计学方法统计 WBC 各稀释度的实测值与理论值之间的相关性，得到其相关系数与回归方程（$r^2 = 0.999\,9$，$y = 1.011x + 0.133$），见图 2-28。

表 2-11　某血液分析仪白细胞计数稀释效应的测定结果

浓度 /%	第 1 次结果 /（$\times 10^9$/L）	第 2 次结果 /（$\times 10^9$/L）	实测值 /（$\times 10^9$/L）	理论值 /（$\times 10^9$/L）	绝对偏差 /（$\times 10^9$/L）	相对偏差 /%	允许偏差 /%
100	88.46	88.54	88.50	88.00	0.500	0.568	±5
90	80.02	80.20	80.11	79.20	0.911	1.150	±5
80	70.59	71.26	70.93	70.40	0.527	0.749	±5
70	63.27	62.92	63.09	61.60	1.493	2.424	±5
60	53.21	54.79	54.00	52.80	1.199	2.271	±5
50	45.19	44.63	44.91	44.00	0.910	2.068	±5
40	35.76	36.33	36.05	35.20	0.846	2.403	±5
30	26.18	27.56	26.87	26.40	0.472	1.788	±5
20	17.56	18.03	17.79	17.60	0.193	1.097	±5
10	8.29	8.78	8.53	8.80	−0.266	−3.023	±5
0	0.00	0.00	0.00	0.00	0.000	0.000	±5

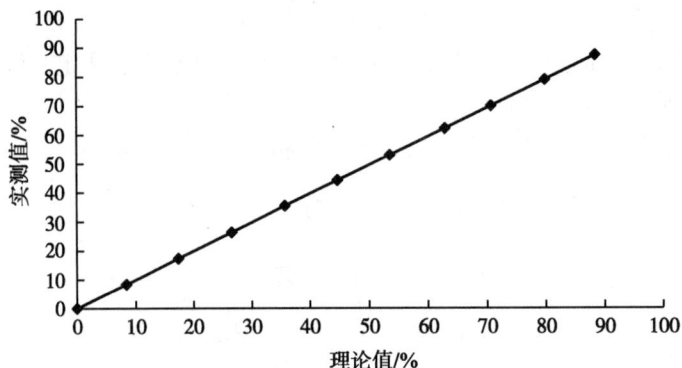

图 2-28　某血液分析仪白细胞计数稀释效应

6. 正确度　一系列检测结果的均值与靶值之间的一致程度,以偏倚作为评价指标。至少使用 10 份检测结果在参考区间内的新鲜血标本,每份样本检测 2 次,计算 20 次以上检测结果的均值,以校准实验室的定值、有证标准物质定值或其他适当定值(如室间质量评价计划的统计值)为标准,计算偏倚。

7. 不同进样模式的结果可比性　同一台血液分析仪使用不同进样模式检测样本的结果比较。每次校准后,取 5 份临床样本分别使用不同模式进行检测,每份样本各检测 2 次,分别计算两种模式下检测结果均值间的相对差异,结果应符合血液分析仪不同进样模式的结果可比性要求。

8. 可比性　指血液分析仪和常规方法所测结果的一致性。评价时随机选择 20 份以上的高至低值标本,每个检测项目的相对偏差符合比例应≥80%,即认为仪器法与常规方法有可比性。

9. 准确性　指单次测定结果与真值的一致程度,真值必须是使用决定方法或参考方法测定所得到的结果。用待评价仪器分别单次测定 5 份质评物或定值临床样本,计算每份样本结果与真值的相对偏差,每个检测项目的相对偏差符合比例应≥80%。

10. 抗干扰性　对异常标本或已知干扰物质的标本进行研究,分析干扰物质对仪器检测参数的影响。主要对高胆红素与高血脂的标本进行干扰试验:使用待评价仪器测定含高胆红素(如 BIL>150μmol/L)及高血脂(如 TG>8mmol/L)标本,观察其对检测参数(WBC、RBC、Hb 和 PLT)有无干扰,即统计分析各检测参数之间的差异程度。

11. 标本老化　指静脉标本采集后,观察随时间增加测定结果的变化情况。评价方法:采集 10 份标本,其中 5 份为正常标本,5 份为异常标本。标本分别贮存在室温(18～25℃)和 4℃(或增加 30～35℃高温),并在 0、30 分钟、1 小时、2 小时、3 小时、4 小时、5 小时、6 小时、12 小时、24 小时、48 小时和 72 小时共计 12 个时间点进行测试。以百分率或绝对值与时间作图,观察待检测参数的变化。

12. 白细胞分类计数的性能评价　1992 年,NCCLS 发布 NCCLS-H20 文件《白细胞分类计数(百分率)参考方法和仪器方法评价》。文件建议使用已知精密度和偏倚的白细胞分类计数参考方法评价血液分析仪的白细胞分类计数性能(灵敏度和特异性),其分类计数的评价内容见表 2-12。

表2-12 白细胞分类计数评价内容

项目	内容
计数方法	每张血涂片应该计数200个白细胞，如白细胞减少，应该同时增加血片数量
血片检查限定量	检验人员每天按每张涂片分类计数200个细胞计，分类以15～25张涂片为宜
考核用血片标本	①标本1：含分叶核中性粒细胞、杆状核中性粒细胞、正常淋巴细胞、异型淋巴细胞、单核细胞、嗜酸性粒细胞、嗜碱性粒细胞 ②标本2：含少量有核红细胞 ③标本3：含少量未成熟白细胞
评价方案	标本制备、比较分类计数不准确度和不精密度、临床灵敏度、统计学方法

【参考区间】

1. **本底值** WBC≤$0.2×10^9$/L，RBC≤$0.02×10^{12}$/L，Hb≤1.0g/L，PLT≤$5×10^9$/L。

2. **携带污染** WBC≤1.0%，RBC≤1.0%，Hb≤1.0%，PLT≤1.0%。

3. **精密度** 在仪器说明书规定的允许范围内。

4. **总重复性（总精密度）** 在仪器说明书规定的允许范围内。

5. **稀释效应** r≥0.975 或 r^2≥0.95，回归方程的斜率在1±0.05范围内。

6. **正确度允许的偏倚** WBC±5.0%，RBC±2.5%，Hb±2.5%，HCT±5.0%，PLT±100%，MCV±5.0%。

7. **不同进样模式的允许范围** WBC±5.0%，RBC±2.0%，Hb±2.0%，HCT±3.0%，MCV±3.0%，PLT±7.0%。

8. **可比性** 每个检测项目的相对偏差符合比例应≥80%。

9. **准确性** 在仪器说明书规定的允许范围内。

10. **抗干扰性** 在仪器说明书规定的允许范围内。

11. **标本老化** 在仪器说明书规定的允许范围内。

12. **白细胞分类计数的性能评价** 在仪器说明书规定的允许范围内。

【注意事项】

1. 进行血液分析仪性能评价的时机是在常规使用血液分析仪器之前，或更换重大部件或每次重大的维修后，或仪器有大的搬迁，或对结果有疑问时。

2. 评价携带污染时，低值标本中应含有RBC、WBC、Hb、PLT，不得使用空白稀释液或吸入空气的方法代替低值标本。

3. 评价精密度时，低、中、高值标本必须分开进行测定，避免携带污染等因素的影响。

4. 评价稀释效应时，需要制备不同浓度的血细胞悬液。在稀释过程中操作应该十分仔细，所用的刻度吸管应经过严格的校准，稀释用血浆保证无其他细胞成分。

5. 血液分析仪性能评价指标的结果，例如稀释效应的相对偏差、精密度的 CV% 等，应该在仪器说明书规定的允许范围内。

6. 评价可比性时，以仪器测定结果为纵坐标，常规方法测定结果为横坐标，在Excel上作图并进行统计分析更简便。有时当两种方法存在偏差时，相关系数仍可能较好，因此，配对 t 检验比线性回归分析更能显示出血液分析仪和常规方法之间存在的差别。

【讨论】

1. 血液分析仪性能评价有哪些要点？具体评价项目是什么？
2. 血液分析仪性能评价对标本来源有什么要求？

三、血液分析仪的比对

【目的】

熟悉血液分析仪检测结果的比对试验方法。

【原理】

1 台或 1 台以上血液分析仪为比对仪器与参考方法或参考仪器同时检测多份标本，以参考方法或参考仪器检测的结果为靶值，计算比对仪器分析参数的相对偏差，相对偏差不超过 CLIA'88 规定的总允许误差的 1/2 时，才能保证比对仪器测定结果的准确性与可比性。

【材料】

1. 器材 3 台血液分析仪（其中 1 台为参考仪器、2 台为比对仪器）、静脉采血器材等。
2. 试剂 3 台血液分析仪配套的稀释液、溶血剂、清洗液等。
3. 标本 5 份不同浓度水平的 EDTA-K_2 抗凝新鲜全血（各 3.0ml）。

【操作】

1. 确定标本靶值 参考仪器测定 5 份不同浓度水平的标本，重复测定 3 次，取均值为其靶值。
2. 比对仪器检测标本 甲、乙两台比对仪器分别测定上述 5 份不同浓度水平的标本，重复测定 3 次，取均值为其测定值。
3. 计算相对偏差

$$相对偏差（\%）=[（测定值-靶值）÷靶值]\times100\%$$

例如某实验室甲、乙两台不同型号血液分析仪为比对仪器，其 WBC 检测结果比对试验的测定值及相对偏差，见表 2-13。

表 2-13 某实验室甲、乙两台血液分析仪 WBC 检测结果的比对

标本	靶值 /(×10⁹/L)	甲测定值 /(×10⁹/L)	乙测定值 /(×10⁹/L)	甲相对偏差 /%	乙相对偏差 /%
1	13.11	13.33	13.08	1.68	−0.23
2	7.21	7.15	7.25	−0.83	0.55
3	5.32	5.30	5.22	−0.38	−1.88
4	2.95	2.91	2.90	−1.36	−1.69
5	1.61	1.58	1.74	−1.86	8.07

4. 结果报告 某实验室甲、乙两台血液分析仪（比对仪器）与参考仪器的 WBC 检测结果具有可比性。

【注意事项】

1. 血细胞分析仪比对的时间包括但不限于新仪器使用前，或室内质控结果有漂移时，或室间质评结果不合格，采取纠正措施后，或更换试剂批号，或更换重要部件或重大维修后

对结果有疑问时等。

2．目前尚缺乏国家或行业权威机构颁布的统一标准的血液分析仪比对试验方法。至少应该选择 5 份不同浓度水平的 EDTA-K$_2$ 抗凝新鲜全血进行比对，比对频度为每年至少 2 次。

3．比对仪器分析参数相对偏差的判断标准为不超过 CLIA'88 规定的总允许误差的 1/2，也有以不超过总允许误差的 1/3 为判断标准；CLIA'88 规定的血液检验项目 RBC、HCT、Hb、WBC、PLT 总允许误差分别为 ±6%、±6%、±7%、±15%、±25%。

4．超过允许误差表明比对仪器检测结果与参考方法或参考仪器之间存在明显偏差，应该利用定值新鲜血作为校准品，对比对仪器进行重新校准。

5．比对试验关键是确定靶值，对于临床实验室，使用参考方法确定标本靶值难度较大，一般可由直接或间接地溯源至国际标准的参考实验室确定，也可由 1 台性能指标良好、室内质控与室间质评优良的仪器为参考仪器进行重复测定 3 次，取均值确定为其靶值。

6．如果比对仪器某一标本的检测结果相对偏差超过判断标准，可重新测定该标本或以该比对仪器的平均相对偏差进行判断。例如表 2-13 中，乙台比对仪器检测 5 号标本，其 WBC 相对偏差为 8.07%，超过判断标准 7.5%，表明该结果存在明显偏差，可重新测定该标本，也可根据该比对仪器检测的 5 份标本的 WBC 平均相对偏差进行判断，其平均相对偏差不超过判断标准，说明乙台比对仪器检测 5 号标本的 WBC 偏差不是仪器因素引起，可能是标本等因素所致。

【讨论】

1．试述血液分析仪比对的意义。

2．实验室新购进了一台全自动血液分析仪，需要对仪器进行校准、性能评价和比对，任选一项进行小组讨论，并列出进行此项工作的计划和提纲。

（唐 敏 孙可歆 黄 辉 陈玉玉 胡志坚）

第三章 血型检验

实验一 ABO 血型鉴定

一、盐水介质试管法

【目的】

掌握 ABO 血型盐水介质试管法正、反定型的实验操作步骤及结果判断。

【原理】

室温条件下，在试管中用 IgM 类抗 A、抗 B 血型定型试剂（标准抗体）与待检者红细胞生理盐水悬液反应，根据红细胞是否出现凝集来鉴定待检红细胞膜上有无与标准抗体相对应的抗原（正定型）；同时用已知血型抗原的试剂红细胞（标准红细胞）鉴定待检者血清/血浆中的抗体（反定型）。通过观察试管中上清液有无溶血，红细胞是否凝集及凝集强度来判断结果。正、反定型一致可确定待检者血型。

【材料】

1. **器材** 试管（小、大）、试管架、记号笔、一次性吸管、玻片、离心机、显微镜。

2. **试剂** 抗 A、抗 B 血型定型试剂、2%～5%A$_1$ 型、B 型及 O 型试剂红细胞、生理盐水。

3. **标本** EDTA 抗凝全血。

【操作】

1. **标本制备**

（1）分离血浆：将抗凝血 1 000×g 离心 3～5 分钟，取上层血浆于另一试管中备用。

（2）洗涤红细胞：吸管吸取红细胞于干净大试管内，加入生理盐水，吸管轻轻吹打混匀，1 000×g 离心 3 分钟。弃上清液，重复上述步骤共洗涤 3 次。

（3）制备红细胞悬液：吸取并滴加洗涤后的压积红细胞 1 滴于干净试管内，加入生理盐水 0.8～2.0ml，混匀，配制成 2%～5% 红细胞生理盐水悬液。

2. **正定型**

（1）标记：取小试管 2 支，分别标记抗 A、抗 B。

（2）加抗体：分别悬空垂直滴加抗 A、抗 B 抗体各 1 滴于相应标记的试管中。

（3）加待检红细胞悬液：分别悬空垂直滴加待检者 2%～5% 红细胞生理盐水悬液 1 滴于各试管中，混匀。

（4）离心：1 000×g 离心 15 秒。

（5）观察结果：取出试管，观察上清液有无溶血，再轻轻摇动试管，观察红细胞有无凝集及凝集强度。如肉眼未见凝集，应将反应物倒于玻片上，显微镜下观察。

（6）结果判断：红细胞凝集强度判断见表3-1；血型鉴定结果判断见表3-2。

表3-1 试管法红细胞凝集强度判断

判断标准	凝集强度
红细胞凝集成一大块，背景清晰透明	++++
红细胞凝集成数个大块，背景尚清晰	+++
红细胞凝块分散成许多小块，背景稍浑浊	++
肉眼可见大颗粒，背景浑浊，镜检较多凝集，较多游离红细胞	+
镜下可见数个红细胞凝集在一起，周围有很多游离红细胞	±
镜下可见少数红细胞凝集，绝大多数红细胞仍分散分布	混合凝集外观（MF）
红细胞呈均匀悬液，镜检未见红细胞凝集，红细胞均匀分布	−

注："+"为凝集，"−"为不凝集。

表3-2 ABO血型正反定型结果判定

正定型（血型定型试剂+待检红细胞）		待检者血型	反定型（待检血清/血浆+试剂红细胞）		
抗A	抗B		A_1c	Bc	Oc
+	−	A	−	+	−
−	+	B	+	−	−
−	−	O	+	+	−
+	+	AB	−	−	−

注："+"为凝集或溶血，"−"为不凝集。

3. 反定型

（1）标记：取小试管3支，分别标记 A_1c、Bc和Oc。

（2）加血浆：每管中分别悬空垂直滴加2滴待检者血浆。

（3）加试剂红细胞：每管分别悬空垂直滴加入1滴和标记相对应的2%～5%A_1型、B型及O型（必要时）试剂红细胞，轻轻混匀。

（4）离心：1 000×g离心15秒（或按试剂说明书要求）。

（5）观察结果：同正定型。

（6）结果判断：红细胞凝集强度判断见表3-1；血型鉴定结果判断见表3-2。

【注意事项】

1. **标记** 标记准确、清楚。

2. **标本和试剂** 标本离心后应无溶血及明显乳糜，试剂质量符合要求，标本和试剂比例适当，一般应先加血浆或血清，后加红细胞生理盐水悬液，以防漏加血浆或血清。

3. **反应温度** IgM抗体与相应红细胞反应的最适温度为4～25℃，但为了防止冷凝集的干扰，一般在室温20～25℃下进行试验，37℃可使反应减弱。

4. **离心** 离心可促进抗原与抗体结合，提高反应敏感性和缩短反应时间。不同离心机由于离心转子半径不一,RCF 1 000×g 在不同型号离心机的转速不同。实验操作时应严格遵从操作规程,以防假阳性或假阴性结果。

5. 结果观察 要在光线良好的背景下观察凝集反应。①离心后至观察结果前不要晃动试管,先观察上层液有无溶血(溶血与凝集意义相同),再边观察边轻摇试管,仔细观察有无凝块。②注意观察红细胞呈特异性凝集与缗钱状排列的区别,弱凝集要用显微镜证实,凝集强弱程度判断有助于发现 A、B 亚型,类 B 抗原。

6. 结果报告与记录 ①正、反定型结果一致时才能报告血型结果。②如正、反定型结果不一致或与待检者原来血型鉴定结果不一致时应查找原因,并重新鉴定,注意患者所用药物对检测结果的影响。③准确无误后报告结果。

7. 标本保存 标本置 2~8℃保存 7 天,以备复查。

【讨论】

1. ABO 血型鉴定时,为什么要做反定型?
2. 引起正、反定型结果不一致的原因有哪些,如何解决?

二、盐水介质玻片法

【目的】

熟悉 ABO 血型正定型盐水介质玻片法的操作步骤。

【原理】

同盐水介质试管法,但玻片法反应在载玻片或白瓷板上进行,通过肉眼或显微镜观察红细胞有无凝集及凝集强度。

【材料】

1. **器材** 载玻片或白瓷板、记号笔、蜡笔、小试管、试管架、吸管、显微镜。
2. **试剂** 抗 A、抗 B 血型定型试剂。
3. **标本** EDTA 抗凝全血或 5%~10% 待检红细胞生理盐水悬液。

【操作】

1. **标记** 取洁净载玻片或白瓷板 1 块,用蜡笔划成 2 个方格,标记抗 A、抗 B。
2. **加抗体** 在玻片或白瓷板标记的区域内分别滴加对应的抗 A、抗 B 抗体各 1 滴。
3. **加待检全血或红细胞悬液** 在上述滴加抗体试剂的小格中分别加待检全血或 5%~10% 红细胞生理盐水悬液各 1 滴。
4. **混匀** 不断轻轻侧动玻片或用玻棒 / 竹签搅拌,使红细胞与抗体试剂充分混匀,连续 1~5 分钟。
5. **结果观察** 肉眼观察有无凝集反应,必要时显微镜下观察。
6. **结果判断** 血型鉴定结果判断见表 3-2。

【注意事项】

1. 混匀要充分,时间足够,室温太高时应防止液体干涸。
2. 玻片法敏感性比试管法低,适用于大规模血型普查,凝集结果不明显时用显微镜观察或用试管法鉴定。

3. 其他同试管法 ABO 血型鉴定。

【讨论】

1. ABO 血型鉴定盐水介质玻片法为什么一般不做反定型？
2. 进行 ABO 血型鉴定盐水介质玻片法实验时，应该注意哪些问题？

三、微柱凝胶检测卡法

【目的】

掌握微柱凝胶检测卡法血型鉴定的操作步骤和结果判断。

【原理】

利用凝胶分子筛技术和免疫学抗原抗体反应原理，若红细胞上抗原与相应抗体结合，凝集红细胞无法穿过凝胶间隙而停留于凝胶介质的上层或中间，即阳性反应。若未发生凝集，游离红细胞经离心沉积于凝胶底部，即阴性反应。根据实验目的不同，采用中性、特异性及抗球蛋白凝胶。中性凝胶不含抗体，可用于检测 IgM 抗体和红细胞抗原的反应，如 ABO 血型正、反定型等。特异性凝胶中含有特异性血型抗体，可用于 ABO 血型正定型。

【材料】

1. **器材** 大试管、试管架、记号笔、微量移液器、一次性吸管、微柱凝胶专用离心机。

2. **试剂**

（1）微柱凝胶检测卡：正定型微柱凝胶检测卡反应管的凝胶中分别含抗 A、抗 B 抗体。反定型微柱凝胶检测卡反应管为中性凝胶。

（2）0.8 % A_1 型、B 型试剂红细胞。

3. **标本** EDTA 抗凝全血。

【操作】

1. **制备 0.8 % 待检红细胞悬液及血浆** 参考盐水介质试管法标本制备。

2. **标记** 用记号笔在检测卡上标记标本号。

3. **加样** 按检测卡说明书要求操作。①正定型：用移液器在标记有抗 A、抗 B 的微柱管中分别加 50μl 0.8% 待检红细胞生理盐水悬液。②反定型：在标记有 Ac、Bc 的管中分别对应加 50μl 的 A_1、B 型试剂红细胞，每管按说明书加一定量的待检血浆。③质控管：加 50μl 0.8% 待检红细胞生理盐水悬液。

4. **离心** 在专用离心机中离心。

5. **结果观察** 取出检测卡，肉眼观察，结果判断如下：

（1）阴性：质控管和检测管的红细胞均沉淀在管底，未凝集。

（2）阳性

1）凝集：质控管红细胞沉淀在管底，检测管红细胞凝块在胶上或胶中。凝集强度判断见表3-3。

2）溶血：凝胶柱中液体出现清澈透明红色。

6. **结果判断** 按表3-2判断血型鉴定结果。

63

表 3-3　微柱凝胶检测卡法红细胞凝集强度判断

判断标准	凝集强度
凝集的红细胞全部集中在凝胶顶部，基本上处于同一平面上	++++
凝集的红细胞绝大部分集中在凝胶顶部，在上半部分有少量凝集红细胞，呈"拖尾"状态	+++
凝集的红细胞大部分位于凝胶中部，柱的底部也可见到少量红细胞	++
凝集的红细胞绝大部分集中在凝胶介质的下半部分，柱的底部可见少量红细胞	+
大部分凝集红细胞在柱的底部形成一个粗糙的聚集带，聚集带的上方可见少量红细胞	±
少数凝集的红细胞位于柱上面，而绝大多数红细胞沉于柱底部	混合凝集
凝胶柱中液体出现清澈透明红色	溶血反应
所有红细胞穿过凝胶颗粒间隙，沉积在柱的底部，形成一个平整的红细胞聚集带	-

【注意事项】

1. **微柱凝胶检测卡**　应按说明书要求保存，实验前检查封口应完整，凝胶中不能有气泡，液面不能干涸。检测卡从冰箱取出后应平衡至室温方可使用。

2. **加样**　中性凝胶反定型时，先向反应管内加入红细胞悬液，后加血浆。加样时动作要轻，不要破坏凝胶面，抗体试剂或血浆要加在红细胞液面上。

3. **离心**　加样后30分钟内离心，离心后立即判读结果。

4. **结果观察**　若质控管出现阳性，表明实验结果不可信，应查找原因。必要时用试管法重复试验。

【讨论】

1. 影响微柱凝胶检测的因素有哪些，如何控制？

2. 微柱凝胶法检测血型有哪些优点？

实验二　RhD 血型鉴定

一、盐水介质法

【目的】

掌握盐水介质法 RhD 血型鉴定的操作步骤及结果判断。

【原理】

单克隆 IgM 抗 D 试剂与红细胞膜上 D 抗原反应，在盐水介质中产生肉眼可见凝集反应。

【材料】

1. **器材**　试管（小、大）、试管架、记号笔、一次性吸管、微量移液器、离心机、载玻片、显微镜。

2. **试剂**　生理盐水，单克隆 IgM 抗 D 试剂，RhD 阳性、阴性试剂红细胞。

3. **标本**　EDTA 抗凝全血。

【操作】

1. **制备 2%~5% 待检红细胞悬液** 参考 ABO 血型鉴定。

2. **标记** 取 3 支小试管,分别标记为待检、阳性对照、阴性对照。

3. **加试剂** 各管悬空垂直滴加入 1 滴单克隆 IgM 抗 D 试剂。

4. **加红细胞悬液** 3 管中分别对应悬空垂直滴加 1 滴 2%~5% 待检红细胞生理盐水悬液、5%RhD 阳性和阴性试剂红细胞,混匀。

5. **离心** 1 000×g 离心 15 秒(或按试剂说明书进行)。

6. **观察** 轻摇试管,肉眼或镜检观察红细胞有无凝集。

7. **判断** 阳性管凝集,阴性管不凝集,待测管凝集为阳性,不凝集为阴性。

【注意事项】

1. **对照** 必须有严格的对照试验,包括阴性对照、阳性对照。

2. **阴性结果处理** 待检红细胞与抗 D 试剂在盐水介质中不凝集,应进行 Rh 阴性确认试验,一般使用 3 种或以上 IgG 抗 D 试剂进行间接抗球蛋白试验。如 3 种 IgG 抗 D 试剂抗球蛋白试验的结果均为阴性,即可判定为 Rh 阴性,如果抗球蛋白试验有一种或一种以上的 IgG 抗 D 试剂的结果为阳性,即可判定为 Rh 阳性(弱 D 表型)。

3. **其他** 同 ABO 血型鉴定。

【讨论】

1. 什么是弱 D 表型,如何鉴定?

2. RhD 血型鉴定盐水介质法试验结果阴性,如何处理?

二、酶介质法

【目的】

熟悉酶介质法 RhD 血型鉴定的操作步骤及结果判断。

【原理】

某些酶(木瓜蛋白酶、菠萝蛋白酶、胰蛋白酶等)可破坏红细胞表面的唾液酸,减少负电荷的数量,降低红细胞间排斥力,缩短红细胞的距离,有利于 IgG 抗 D 抗体与红细胞上的 RhD 抗原反应,形成肉眼可见的凝集。

【材料】

1. **器材** 试管(小、大)、记号笔、离心机、37℃水浴箱、微量移液器、显微镜等。

2. **试剂** 生理盐水,1% 木瓜蛋白酶(或菠萝蛋白酶)、IgG 抗 D 试剂,RhD 阳性、阴性试剂红细胞。

3. **标本** EDTA 抗凝全血。

【操作】

1. **制备 2%~5% 待检红细胞悬液** 参考 ABO 血型鉴定。

2. **标记** 取小试管 3 支,标记为待检、阳性对照、阴性对照。

3. **加样** 按表 3-4 悬空垂直滴加相应试剂和标本。

表 3-4　RhD 血型鉴定酶介质直接法

加入物	待检	阳性对照	阴性对照
2%～5% 待检红细胞生理盐水悬液 / 滴	1	—	—
2%～5%RhD 阳性试剂红细胞 / 滴	—	1	—
2%～5%RhD 阴性试剂红细胞 / 滴	—	—	1
1% 木瓜蛋白酶溶液 / 滴	1	1	1
IgG 抗 D 试剂 / 滴	2	2	2

4. **离心**　混匀，置 37℃水浴 15～30 分钟后，1 000×g 离心 15 秒。

5. **观察**　轻摇试管，肉眼或显微镜观察红细胞有无凝集。

6. **判断**　同盐水介质法 RhD 血型鉴定。

【注意事项】

1. 酶试剂反复冻融会影响酶活性，因此试剂应分装后冻存，每次取 1 份一次性使用。

2. 严格控制水浴温度 37℃，温度太高可导致酶失活或红细胞直接溶血。

3. 其他同盐水介质法 RhD 血型鉴定。

【讨论】

1. 引起酶介质法 RhD 血型鉴定假阳性和假阴性的原因有哪些？

2. 为了保证酶介质法 RhD 血型鉴定结果准确可靠，应注意哪些问题？

实验三　交叉配血试验

一、盐水介质法

【目的】

掌握盐水介质法交叉配血试验的操作方法及结果判断。

【原理】

室温下在盐水介质中，天然 IgM 类血型抗体与对应红细胞抗原结合而导致免疫性凝集反应或 / 和溶血反应，以此来判断受血者与供血者之间有无 ABO 血型不合的情况。

【材料】

1. **器材**　试管（小、大）、试管架、记号笔、尖滴管、离心机、载玻片、显微镜等。

2. **试剂**　生理盐水。

3. **标本**　ABO 同型（非紧急情况）供血者、受血者的 EDTA 抗凝或不抗凝全血。

【操作】

1. **分离血浆（清）**　分别将供血者、受血者的全血 1 000×g 离心 3～5 分钟，分离血浆（清），标记。

2. 配制红细胞悬液 用生理盐水充分洗涤供血者、受血者红细胞 3 次，分别配制成 2%～5% 红细胞生理盐水悬液，标记。

3. 交叉配血

（1）标记：取洁净小试管 2 支，分别标明主侧、次侧。

（2）加标本：在主侧管内垂直悬空滴加受血者血浆（清）2 滴，供血者红细胞生理盐水悬液 1 滴。次侧管内垂直悬空滴加供血者血浆（清）2 滴，受血者红细胞生理盐水悬液 1 滴。

（3）离心：分别混匀后，1 000×g 离心 15 秒。

（4）观察：先观察试管上层有无溶血，再斜持试管轻微摇动，观察管底有无凝集。不凝集或弱凝集时取 1 张玻片，用滴管从主、次侧管各吸取 1 滴悬液滴片后，使用显微镜低倍镜观察。

（5）结果判读

1）凝集判断：判断标准同 ABO 血型正定型试管法。

2）配血相容判读：①ABO 同型配血：主侧、次侧均无凝集及溶血，交叉配血相容，可以输血。主侧、次侧任何一管发生溶血或凝集，不可输血，应查找原因。②异型配血（指 O 型输给 A、B、AB 型，或 A、B 型输给 AB 型）：主侧无凝集无溶血，次侧有凝集无溶血，进行抗体效价滴定低于 1∶128，紧急情况可输少量血。如主侧、次侧不凝集或主侧凝集，不可输血，应查找原因。

【报告方式】

交叉配血（盐水介质法）：主侧有无凝集，有无溶血

次侧有无凝集，有无溶血

受血者和供血者交叉配血（盐水介质法）：配血相合 / 相容或不合

【注意事项】

1. 受血者标本应为采集后 72 小时内标本。

2. 若肉眼观察不凝集或弱凝集，应使用显微镜进行观察。

3. 出现不相容时应重新鉴定双方 ABO 血型，再采用其他交叉配血方法。

4. 受血者 48 小时内输血 2 000ml 以上时，多个供血者间也应交叉配血。

5. 临床发血后，供血者、受血者血液样本 2～6℃保存至少 7 天，便于追查输血不良反应的原因。

【讨论】

1. 交叉配血试验次侧出现凝集，而主侧阴性，可能的原因有哪些？

2. 盐水介质法交叉配血试验的优点和缺点分别有哪些？

二、抗球蛋白介质法

【目的】

掌握抗球蛋白介质法交叉配血试验的操作方法及结果判断。

【原理】

在适宜的温度、一定的反应时间等条件下，IgG 类血型抗体（一抗）结合红细胞上的相

应抗原而使红细胞致敏,加入抗球蛋白试剂(二抗),其 Fab 片段与一抗的 Fc 片段结合而促使已致敏的红细胞发生肉眼可见的凝集反应。

【材料】

1. **器材** 试管(小、大)、试管架、记号笔、尖滴管、离心机、恒温水浴箱、载玻片、显微镜等。

2. **试剂** 生理盐水、抗球蛋白试剂、IgG 类抗 D 血清、2%～5%RhD 阳性 O 型红细胞生理盐水悬液。

3. **标本** ABO 同型(非紧急情况)供血者、受血者的 EDTA 抗凝或不抗凝全血。

【操作】

1. **分离血浆(清)** 分别将供血者、受血者全血 1 000×g 离心 3～5 分钟,分离血浆(清),标记。

2. **配制红细胞悬液** 用生理盐水充分洗涤供血者、受血者红细胞 3 次,分别配制成 2%～5% 红细胞生理盐水悬液,标记。

3. **配制阳性对照红细胞悬液** 3 人份 O 型红细胞经生理盐水洗涤后,取 1 滴压积红细胞,加入 IgG 类抗 D 血清 2 滴,37℃水浴 1 小时,生理盐水再次洗涤 3 次,配制成 2%～5% 红细胞生理盐水悬液,标记。

4. **交叉配血**

(1) 标记:取小试管 2 支,分别标明主侧、次侧。

(2) 加标本:主侧管垂直悬空滴加受血者血浆(清)2 滴,供血者红细胞生理盐水悬液 1 滴。次侧管垂直悬空滴加供血者血浆(清)2 滴,受血者红细胞生理盐水悬液 1 滴。

(3) 混匀水浴:分别轻轻混匀后,置 37℃水浴 30 分钟。

(4) 洗涤红细胞:用生理盐水洗涤各管红细胞 3 次,弃上清液,并在吸水纸上扣干残余液体。

(5) 加入抗球蛋白试剂:各管内分别垂直悬空滴加抗球蛋白试剂 1 滴。

(6) 混匀离心:分别轻轻混匀后,1 000×g 离心 1 分钟。

(7) 观察与结果判读:同盐水介质法交叉配血试验。

(8) 阴性结果有效性验证:阴性反应管中加入 2%～5% 阳性对照红细胞生理盐水悬液,轻轻混匀后,1 000×g 离心 1 分钟,取出后轻轻摇动。肉眼可见红细胞凝集,实验有效;不凝集则提示抗球蛋白试剂失效,实验无效。

【报告方式】

同盐水介质法交叉配血试验。

【注意事项】

1. 及时充分洗涤致敏红细胞,使用足够的生理盐水使管底红细胞完全悬浮。

2. 建议使用血型、血清学专用离心机进行标准化离心。

3. 阴性对照凝集或阳性对照不凝集(提示反应系统问题)、供血者或受血者对照凝集、主侧或次侧凝集(提示供血者或受血者可能存在自身抗体)均提示实验结果不可靠,需分析原因,重新实验。

【讨论】

1. 抗球蛋白介质法交叉配血试验的优点和缺点有哪些？
2. 影响抗球蛋白介质交叉配血试验结果的因素有哪些？

三、低离子聚凝胺介质法

【目的】

掌握低离子聚凝胺介质法交叉配血试验的操作方法及结果判断。

【原理】

在低离子强度溶液中，聚凝胺溶液中和红细胞的负电荷，使正常红细胞出现可逆性的非特异性凝集，枸橼酸盐重悬液能消除这种凝集，使红细胞重新散开。由 IgM、IgG 类血型抗体与相应抗原结合导致的红细胞特异性凝集不受重悬液影响。

【材料】

1. **器材**　试管（小、大）、试管架、记号笔、尖滴管、水浴箱、离心机、载玻片、显微镜等。
2. **试剂**　生理盐水、低离子强度溶液、聚凝胺溶液、枸橼酸盐重悬液。
3. **标本**　ABO 同型（非紧急情况）供血者、受血者的 EDTA 抗凝或不抗凝全血。

【操作】

1. **分离血浆（清）**　分别将供血者、受血者全血 1 000×g 离心 3～5 分钟，分离血浆（清），标记。

2. **配制红细胞悬液**　用生理盐水充分洗涤供血者、受血者红细胞 3 次，分别配制成 2%～5% 红细胞生理盐水悬液，标记。

3. **交叉配血**

（1）标记：取小试管 2 支，分别标明主侧、次侧。

（2）加标本：主侧管垂直悬空滴加受血者血浆（清）2 滴，供血者红细胞生理盐水悬液 1 滴，混匀。次侧管垂直悬空滴加供血者血浆（清）2 滴，受血者红细胞生理盐水悬液 1 滴，混匀。

（3）加入低离子强度溶液：各管中分别加入低离子强度溶液 0.6ml，混匀，室温孵育 1 分钟。

（4）加入聚凝胺溶液：分别垂直悬空滴加聚凝胺溶液 2 滴，混匀后静置 15 秒。

（5）离心：1 000×g 离心 15 秒，弃上清液。

（6）观察：轻轻摇动试管，此时细胞应凝集。如无凝集，实验需重新操作。

（7）加入重悬液：各管中分别垂直悬空滴加枸橼酸盐重悬液 2 滴。

（8）观察与结果判读：1 分钟内轻轻摇动试管，肉眼观察凝块是否散开。取 1 张玻片，用滴管从主、次侧管各吸取 1 滴悬液滴片后，使用显微镜低倍镜观察。如果主侧管和次侧管内红细胞凝集在 1 分钟内散开，则为聚凝胺交叉配血试验阴性，表示供血者和受血者血液聚凝胺介质交叉配血相容。

【报告方式】

同盐水介质法交叉配血试验。

【注意事项】

1. 聚凝胺为抗肝素试剂,标本中若有肝素或枸橼酸钠,在实验中应增加聚凝胺用量,或逐步加入聚凝胺溶液直至红细胞凝集为止。

2. 黄种人中 Kell 系统抗体罕见,聚凝胺介质交叉配血对 Kell 血型系统 K 抗原抗体不能有效检出,可辅助增加抗球蛋白交叉配血试验。

3. 血液透析患者建议改用抗球蛋白交叉配血试验,以保证结果的准确性。

4. 冬季实验室温度较低出现红细胞凝集时,应排除自身冷凝集因素。

【讨论】

1. 聚凝胺介质交叉配血的原理是什么?

2. 为了保证聚凝胺介质交叉配血试验结果准确可靠,应注意哪些问题?

四、微柱凝胶介质法

【目的】

掌握微柱凝胶介质法交叉配血试验的操作方法及结果判断。

【原理】

在一定温度条件下,IgM 或 IgG 血型抗体与对应红细胞抗原结合,在含有抗球蛋白试剂的微柱凝胶中导致红细胞凝集形成团块。经离心后,凝块留在微柱上层,为阳性反应。如不存在对应的抗原抗体反应,经离心后,单个散在红细胞下沉到微柱底部,形成红细胞扣,为阴性反应。

【材料】

1. **器材** 大试管、试管架、记号笔、微量移液器、37℃微柱凝胶专用孵育器,微柱凝胶专用离心机、载玻片、显微镜等。

2. **试剂** 生理盐水、微柱凝胶抗球蛋白试验卡。

3. **标本** ABO 同型(非紧急情况)供血者、受血者的 EDTA 抗凝或不抗凝全血。

【操作】

1. **分离血浆(清)** 分别将供血者、受血者的全血 1 000×g 离心 3~5 分钟,分离血浆(清),标记。

2. **配制红细胞悬液** 用生理盐水充分洗涤供血者、受血者红细胞 3 次,分别配制成 0.8%~1% 红细胞生理盐水悬液,标记。

3. **交叉配血**

(1)标记并离心:取出试验卡,编号并标明主侧、次侧,离心。

(2)加样:在主侧管内加供血者红细胞生理盐水悬液和受血者血浆(清)。在次侧管内加受血者红细胞生理盐水悬液和供血者血浆(清)。

(3)孵育:将加样后的试验卡置于专用孵育器 37℃孵育 15 分钟。

(4)离心:试验卡置于专用离心机中,1 000×g 离心 10 分钟。

(5)观察:取出试验卡,肉眼观察结果。

(6)结果判读:主侧、次侧红细胞均在管底形成红细胞扣,为阴性反应,表明供血者、受血者交叉配血相容。主侧和/或次侧在凝胶表面或中间有红细胞凝块或溶血，为阳性反应，表明供血者、受血者交叉配血不相容。

【报告方式】

同盐水介质法交叉配血试验。

【注意事项】

同 ABO 血型鉴定微柱凝胶检测卡法。

【讨论】

1. 简述微柱凝胶介质法交叉配血试验的检测原理。
2. 微柱凝胶介质法交叉配血试验的优点和缺点有哪些？

（禹　莉　王世君）

第四章 尿液检验

实验一 尿液理学检查

一、尿量测定

【目的】

掌握尿量的测定方法。

【原理】

采用有刻度的容器准确测定尿量。

【材料】

1. **器材** 量筒、洁净容器。
2. **标本** 24小时尿。

【操作】

1. **加标本** 取量筒，加入全部的待检尿液。
2. **读数** 水平读取量筒与尿液凹面水平相切的刻度，并记录。

【参考区间】

成人为1~2L/24h，即1ml/（h·kg）；儿童按千克体重计算，为成人的3~4倍。

【注意事项】

1. **器材** 量具应量程适宜且刻度清晰。
2. **标本** 应规范采集24小时尿，气温过高时注意防腐。
3. **操作** 标本加入量筒时避免溢洒，读数应精确到毫升，24小时尿量读数误差不能大于20ml。

【讨论】

简述24小时尿标本的采集方法。

二、尿颜色和透明度检查

【目的】

掌握尿液颜色和透明度的观察与判断方法。

【原理】

通过肉眼观察和判断,报告尿液的颜色和透明度。

【材料】

1. 器材　一次性尿杯。
2. 标本　新鲜尿液。

【操作】

1. 加尿液　将患者尿液混匀,加入洁净的尿杯中。
2. 观察　在自然光线下用肉眼观察尿液颜色和性状。
3. 判断结果

(1)颜色:根据尿液具体颜色客观描述。

(2)透明度:根据尿液中有无浑浊及浑浊程度判断。①清晰透明:指没有肉眼可见的颗粒物质。②轻微浑浊:指出现少数可见的颗粒物质,但透过尿液能看清报纸上的字。③浑浊:指出现可见的颗粒物质,透过尿液所见报纸上的字迹模糊不清。④明显浑浊:指透过尿液看不见报纸上的字迹。若有沉淀、凝块等亦需注明。

【参考区间】

淡黄色、清晰透明。

【注意事项】

1. 容器　盛尿液的容器须清洁、干燥、透明。
2. 标本　尿液颜色和透明度检查以新鲜尿液为准,一般要求留取中段尿(尿三杯试验除外)。部分女性的尿液因阴道黏膜分泌的黏蛋白、少量上皮细胞或白细胞的混入,放置一段时间后稍有浑浊,无临床意义。
3. 操作　观察尿液透明度时须在自然光、黑色背景下进行。
4. 浑浊尿的鉴别　新鲜尿液因含钙、磷、镁、尿酸等物质形成的结晶而外观浑浊,尤其是遇冷或 pH 改变时更易析出结晶变浑。浑浊尿初步鉴别程序见图 4-1。

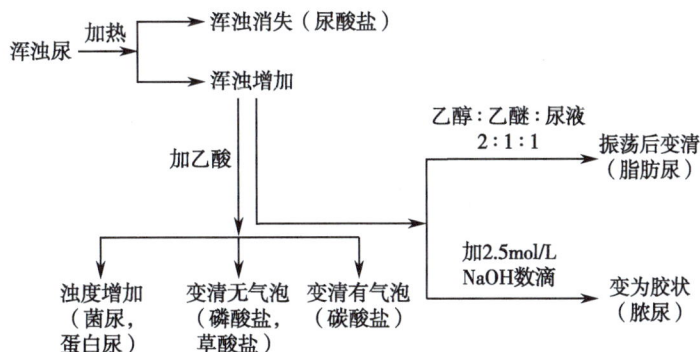

图 4-1　浑浊尿的鉴别

5. 尿液颜色　尿液颜色受某些食物或药物的影响,如大量进食胡萝卜,服用呋喃唑酮、维生素 B$_2$、大黄,可使尿液呈亮黄色或深黄色,但振荡后所产生的泡沫无色,而尿液含有胆红素时的气泡呈黄色;碱性尿液中有酚红、酚酞时,尿液呈亮红色,但不难与血尿(红或暗红,浑浊而无光泽)区别。

【讨论】

如何设计实验鉴别浑浊尿的性质?

三、尿比重测定

(一)比重计法

【目的】

掌握尿比重计测定尿比重的方法。

【原理】

尿比重与所含溶质成正比,溶质越多,尿比重越高,对浮标的浮力就越大,比重计读数也越大;反之,读数越小。

【材料】

1. 器材

(1)比重计 1 套,包括比重计 1 支(标示 1.000～1.060 刻度及标定温度,国产比重计为 20℃)和比重筒 1 个,100℃水银温度计 1 个。

(2)100ml 洁净容器、一次性尿杯。

(3)滴管、乳胶吸头、镊子、吸水纸。

2. 标本　新鲜尿液(至少 50ml)。

【操作】

1. 加尿液　充分混匀新鲜尿液后,沿筒壁缓缓将尿液倒入比重筒内,避免产生气泡,如有气泡,可用滴管或吸水纸吸去。将比重筒垂直放置于水平工作台上。

2. 放置比重计　将比重计轻轻放入比重筒内并加以捻转,使其垂直悬浮于尿液中,勿靠近筒壁或筒底。

3. 读数　待比重计悬浮稳定后,读取与尿液凹面相切的刻度,并记录。

4. 结果校正　测量尿液温度,经校正后报告尿液的比重值。

【参考区间】

1. 成人　晨尿 1.015～1.025,随机尿 1.003～1.030。

2. 新生儿　1.002～1.004。

【注意事项】

1. 比重计校正

(1)清洗:选用刻度清晰、能在水中垂直悬浮的比重计,在洗涤剂中浸泡 30 分钟,清水冲洗后再以重铬酸钾溶液浸泡 2 小时,然后用自来水、蒸馏水清洗待干。

(2)校正液的准备:①双蒸水,20℃时密度为($0.997\,0 \pm 0.000\,5$)g/ml。②NaCl 标准液,比重为 1.010 和 1.020,用干燥至恒重的 NaCl 配制成 16.681\,0g/L 和 31.168\,9g/L 两种浓度的溶液。

（3）校正比重计：在比重计规定温度下测定蒸馏水的比重应为1.000，NaCl溶液16.6810g/L的比重应为1.010，31.1689g/L的比重应为1.020。其测定的误差应<0.002，不符合要求者应更换。

2. 标本

（1）尿液应新鲜，以防尿素分解导致比重下降；尿液过少不足以浮起比重计时，应重新留尿测定。

（2）尿液盐类结晶析出可影响比重的测定，因低温所致的尿酸或其他盐类沉淀可水浴（37℃）使其溶解，待尿液温度降至比重计所标定的温度时即可测定。

3. 操作 尿液面应消除泡沫；比重计浮标要垂直悬浮于尿液中；读取比重值要准确。每次测定完毕均应用纯净水冲洗比重计。浮标上若有蛋白质及盐类物质沉积时，会影响结果的准确性，需用清洁液洗净后再使用。

4. 结果校正 尿液温度、尿蛋白、尿糖影响测定结果，应做相应的校正。尿蛋白每增高10g/L，测定结果需减去0.003；尿糖每增高10g/L，测定结果需减去0.004。测定时尿液温度高于比重计标定温度，每增高3℃，测定结果增加0.001；如低于所标温度，应将尿液加温至所标温度后再测定，不提倡机械地减去相对于增高温度时的校正值。

（二）折射计法

【目的】

熟悉折射计的工作原理、校准方法及其测定尿比重的方法。

【原理】

尿液的比重与光线折射率有良好的相关性，经过对大量尿液标本的研究，建立折射率与尿比重的经验关系式，将数字列成线图刻在折射计目镜中，测量时直接读数，得到尿液的比重。

【材料】

1. 器材 临床折射计或手提式折射计，一次性尿杯，滴管，乳胶吸头，吸水纸等。

2. 标本 新鲜尿液。

【操作】

1. 调整仪器状态 将折光棱镜对准光亮方向，调节目镜视度环，直到标线清晰为止。

2. 零点校准 每次测试前须按照操作说明书用蒸馏水校准零点。

3. 标本测定程序 通常程序为：拭干标本室和标本盖上的蒸馏水→在标本室内滴入足够的尿液→按动左侧开关接通电源→通过目镜读取数值或查表得出结果。

（1）手提式折射计：①在测量玻璃板上滴加1滴尿液。②把上面平板放下，紧压在液滴上，使两块玻璃板平行，避免产生气泡。③手持折射计，面对光源，使光线通过尿液和棱镜，肉眼平视目镜中的专用刻度标尺，在明暗场分界线（或蓝白分界线）处读出比重值。

（2）座式折射计：①开通光路。②按标本测定程序，用蒸馏水调整基准线位置。③加尿液2滴，盖上上面的塑料盖（防止产生气泡），即可在目镜中读出相应比重值。

【参考区间】

同比重计法。

【注意事项】

1. **调整折射计基准线** 入射光和温度影响折射率,一般手提式折射计已有补偿装置;临床折射计用调整基线的方法来减低温度的影响,也可用 10g/L、40g/L 和 100g/L 蔗糖溶液校正折射计,它们的折射率分别为 1.334 4、1.338 8 和 1.347 9。

2. **标本影响**

(1)尿酸盐影响:尿酸盐所致的浑浊可影响结果,需要加温溶解后再测定,切不可弃去。

(2)有形成分影响:细胞等有形成分增多时,应离心后测定上清液,测试完毕后用纯净蒸馏水擦拭干净。

3. **校正结果** 尿糖和尿蛋白影响测定结果,应做相应的校正。尿糖每增高 10g/L,测定结果减去 0.004;尿蛋白每增高 10g/L,测定结果减去 0.005。

【讨论】

尿比重测定的主要方法有哪些?如何做好相应的质量控制?

实验二 尿渗量测定

【目的】

掌握尿渗量测定的原理和方法。

【原理】

物质溶于溶剂后,可使溶液出现冰点下降、沸点上升、蒸气压降低及渗透压增高等改变,其改变大小取决于溶质微粒的数量。根据拉乌尔冰点下降原理,如果溶液单位体积中所溶解的颗粒(分子和离子)的总数目相同,引起溶液冰点下降的数值也相同。1 渗量的溶质可使 1kg 水的冰点下降 1.858℃,冰点下降程度与溶质渗量成比例。计算公式为:

$$mmol/(kg \cdot H_2O) = \frac{观察取得冰点下降℃数}{1.858}$$

【材料】

1. **器材** 干净试管,试管架,离心机,冰点渗透压计(包括冷却室、热敏电阻)。

2. **试剂** 水,不冻液,氯化钠(GR 级)。

3. **标本** 新鲜尿液。

【操作】

1. **标本采集与处理** 使用无防腐剂的清洁干燥容器收集尿液,1 500×g 离心去除不溶性颗粒。

2. **操作准备** 按仪器使用说明书规定程序操作。使用前,应先接通标本冷却室的循环水,继而注入不冻液,调试并保持不冻液温度为 −7～−8℃,保持搅动探针的适当振幅(1～1.5cm)。

3. **校正渗透压** 用 NaCl(GR 级)12.687g/(kg·H_2O)校正 400mmol/(kg·H_2O)读数。

4. **测定尿渗量** 测定尿的渗量,记录读数。

【参考区间】

600～1 000mmol/（kg·H_2O）。

【注意事项】

1. **标本采集**　应采集于洁净、干燥、无防腐剂的有盖容器内，立即送检。
2. **标本处理**　应去除全部不溶性颗粒，但尿中盐类沉淀须使之溶解，不可去除。
3. **标本保存**　若标本不能立即测定，应保存于冰箱内，测定前于温水浴中使盐类结晶溶解。
4. **其他**　测定尿渗量的同时，常需要测定血浆的渗量，且须用肝素抗凝，不能用草酸盐抗凝。

【讨论】

尿渗量评价肾脏的浓缩与稀释功能有何优缺点？

实验三　尿酸碱度测定

【目的】

熟悉 pH 试纸法测定尿液酸碱度的方法。

【原理】

广泛 pH 试纸是由甲基红、溴甲酚绿、百里酚蓝等多种指示剂混合成的试带，能反映 pH 4.5～9.0 的变异范围，灵敏度约为 pH 1.0，显色范围为棕红至深黑色，试带蘸取尿液后即可显色，与标准比色板比较即可测得尿液 pH 近似值。

【材料】

1. **器材**　一次性尿杯。
2. **试剂**　广泛 pH 试纸及其标准比色板。
3. **标本**　新鲜尿液。

【操作】

1. **取试纸**　取出试纸 1 条。
2. **浸尿液**　将其一端浸入尿液约 0.5 秒取出。
3. **读取结果**　按规定时间，在自然光线下与标准色板比色读取尿液 pH。

【参考区间】

晨尿 pH 5.5～6.5，平均 pH 6.0。随机尿 pH 4.5～8.0。

【注意事项】

1. **试纸**　应密封、避光、干燥保存，远离酸性和碱性物质，以防失效。
2. **标本**　应新鲜，放置过久会因细菌繁殖或丧失挥发性酸而使 pH 增高。不能使用有防腐剂的标本，否则可能会影响检测结果。

3. **操作** 在规定时间内比色。定期做质控,检测试纸是否有效。

【讨论】

影响 pH 试纸法测定尿液酸碱度的因素有哪些?应如何控制?

实验四 尿蛋白定性检查

一、磺基水杨酸法

【目的】

掌握磺基水杨酸法测定尿蛋白的原理、方法和注意事项。

【原理】

在酸性条件下,生物碱磺基水杨酸的磺酸根离子与蛋白质氨基酸阳离子结合,形成不溶性蛋白盐沉淀。

【材料】

1. **器材** 小试管、试管架、刻度吸管、吸耳球、黑色衬纸及 pH 广泛试纸。
2. **试剂** 200g/L 磺基水杨酸溶液:20.0g 磺基水杨酸溶于 100ml 蒸馏水中。
3. **标本** 新鲜尿液或模拟蛋白尿标本。

【操作】

1. **调节 pH** 用 pH 试纸测尿液酸碱度,必要时加酸或碱调节 pH 至 5~6。
2. **加尿液** 取小试管 2 支,分别标记为测定管和对照管,各加尿液 1ml。
3. **加试剂** 测定管加磺基水杨酸溶液 2 滴,轻轻混匀;对照管不加试剂,作空白对照。
4. **判断结果** 1 分钟内在黑色背景下观察结果,并按表 4-1 判断尿蛋白定性结果。

表 4-1 磺基水杨酸法尿蛋白定性结果判断

结果	报告方式	蛋白含量/($g \cdot L^{-1}$)
清晰透明	阴性	<0.05
黑色背景下轻度浑浊	极微量	0.05~0.1
无须黑色背景即见轻度浑浊	± 或微量	0.1~0.5
白色浑浊但无颗粒	+	0.5~1.0
颗粒状浑浊	++	1.0~2.0
明显絮状浑浊	+++	2.0~5.0
浑浊有大凝块	++++	>5.0

【参考区间】

阴性。

【注意事项】

1. **标本** 尿液应新鲜、清晰。①如尿液呈明显浑浊,应先离心或过滤。②含碘造影剂、大剂量青霉素的尿液可产生假阳性结果。③应正确采集中段尿,避免混入生殖系统分泌物等造成假阳性结果。

2. **pH** 尿液 pH>9 或 pH<3 时结果可呈假阴性,因此检测前应先测试尿液 pH,必要时用稀 NaOH 或 5% 乙酸进行调节。

3. **操作**

(1)应在 1 分钟内观察结果,反应超过 1 分钟阳性程度增加,可出现假阳性。

(2)如标本含大量细胞,并疑为标本混有生殖系统分泌物而造成假阳性,可离心后取上清液重新测定,进行验证。

(3)对于弱阳性的判断,可用黑色衬纸做背景,以提高分辨率。

二、加热乙酸法

【目的】

掌握加热乙酸法测尿蛋白定性的原理、方法和注意事项。

【原理】

加热可使蛋白质变性凝固,加酸可使蛋白质接近等电点(pH 4.7),促使蛋白沉淀。同时,加酸还可消除因加热引起的磷酸盐或碳酸盐析出所造成的浑浊。

【材料】

1. **器材** 酒精灯,大试管、试管架、试管夹、滴管、黑色衬纸、pH 试纸。
2. **试剂** 0.5% 冰乙酸溶液:冰乙酸 5ml 加蒸馏水至 100ml,密闭保存。
3. **标本** 新鲜尿液或模拟蛋白尿标本。

【操作】

1. **加尿液** 在大试管中加尿液约 5ml,或加至试管的 2/3 高度处。

2. **加热** 用试管夹斜持试管下端,在酒精灯上加热试管上 1/3 段的尿液,煮沸后,轻轻直立试管,在黑色衬纸背景下观察煮沸部分有无浑浊。

3. **加酸** 滴加 5% 乙酸溶液 2～4 滴,再按步骤 2 煮沸即止,立即观察结果。试管下 2/3 段尿液可作对照。

4. **判断结果** 按表 4-2 判断尿蛋白定性结果。

表 4-2 加热乙酸法尿蛋白定性结果判断

结果	报告方式	蛋白含量/($g \cdot L^{-1}$)
清晰透明	阴性	<0.1
黑色背景下轻度浑浊	± 或微量	0.1～0.15
白色浑浊但无颗粒或絮状沉淀	+	0.2～0.5
颗粒状浑浊	++	0.5～2.0
大量絮状沉淀	+++	2.0～5.0
立即出现凝块和大量絮状沉淀	++++	>5.0

5. 操作示意　见图 4-2。

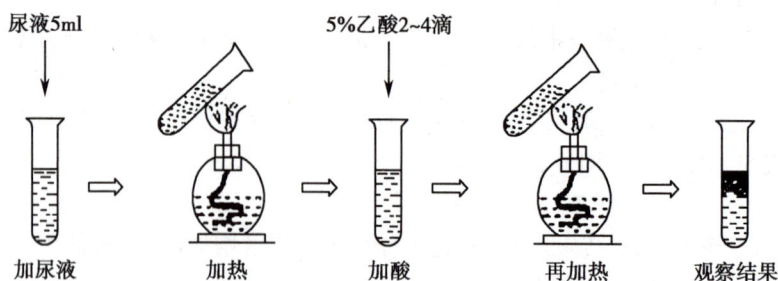

图 4-2　尿蛋白加热乙酸法操作示意图

【参考区间】

阴性。

【注意事项】

1. 标本　①标本要新鲜,陈旧尿液因大量细菌生长可引起假阳性。②尿液呈明显浑浊,应先离心或过滤。③当尿中混有生殖系统分泌物时,可出现假阳性,应指导患者正确采集中段尿。

2. 操作

(1) 一定要按加热、加酸、再加热的操作程序,可避免盐类析出所致假性浑浊,以确保检出微量蛋白质。

(2) 加乙酸应适量,约为尿量的 1/10,过多或过少均影响结果准确性。

3. 判断结果　要求加热试管上段的尿液,下段尿液作为对照;加热后立即直立试管观察结果。

【讨论】

1. 哪些因素会干扰尿蛋白检测的结果?如何避免?

2. 加热乙酸法试验一定要遵循加热、加酸、再加热的操作程序,为什么?

实验五　尿本周蛋白定性检查

一、热沉淀 – 溶解法

【目的】

掌握热沉淀 - 溶解法尿本周蛋白(BJP)定性检查的方法。

【原理】

BJP 又称凝溶蛋白。在一定 pH 条件下,尿液加热至 40℃时开始浑浊,60℃时凝固,继续加热至 90～100℃时又溶解,当温度下降至 40～60℃时又重新凝固,据此判断 BJP。

【材料】

1. **器材** 离心机、恒温水浴箱、定时器、大试管、10ml 刻度吸管、2ml 刻度吸管、吸耳球、漏斗、滤纸、广泛 pH 试纸等。

2. **试剂**

（1）200g/L 磺基水杨酸：磺基水杨酸 20.0g 溶于 100ml 蒸馏水中。

（2）2mol/L 乙酸缓冲液（pH 4.8～5.0）：取乙酸钠 17.5g，冰乙酸 4.1ml，加蒸馏水至 100ml，调节 pH 4.8～5.0。

（3）氯化钠。

3. **标本** 新鲜尿液。

【操作】

1. **标本处理** 取离心后的新鲜尿液上清做磺基水杨酸法尿蛋白质定性试验，如呈阴性，可认为 BJP 定性试验阴性；如呈阳性，再继续下列操作：用广泛 pH 试纸测试尿液 pH，若低于 4.0，应调节至 pH 4.5～5.5。

2. **加标本** 取测定管和对照管各 1 支，分别加入尿液 4.0ml。

3. **加反应液** 测定管中加 2.0mol/L 乙酸缓冲液 1.0ml，混匀。按每 10ml 尿液 1.0g 的比例加入氯化钠，即加入 0.4g 氯化钠，观察有无沉淀，若有则为黏蛋白，过滤除去。

4. **加热观察** 将测定管置 56℃ 水浴 15 分钟，观察有无沉淀。如出现沉淀，则将试管置于沸水浴中加热 3 分钟，反应液浑浊变清或沉淀减少者为 BJP 阳性；若浑浊加重则需进行以下验证。

5. **冷却验证** 将煮沸的尿液趁热过滤，然后观察滤液在自然降温过程中的变化。如温度降至 56℃ 左右时滤液变为浑浊，降至室温时又转为透明，则为 BJP 阳性。除此之外，也可用浓硝酸法确证，用滴管将煮沸过滤后的尿液沿着装有浓硝酸的试管壁徐徐加入，使之形成两液体界面，但勿将两者混合，若界面处有白色沉淀环，也为 BJP 阳性。

6. **操作示意** 见图 4-3。

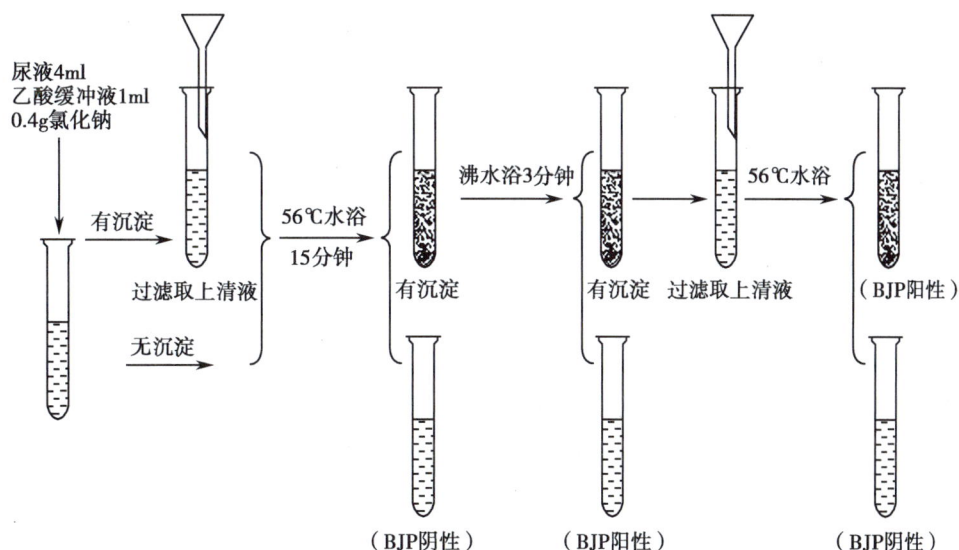

图 4-3 尿本周蛋白热沉淀-溶解法操作示意图

【参考区间】

阴性。

【注意事项】

1. 标本

（1）尿液应新鲜清晰。如尿液出现浑浊，须离心后取上清液进行检测。浑浊尿标本不能用于热沉淀-溶解法检查，需先用加热乙酸法沉淀普通蛋白质，然后趁热过滤，取上清液检查。标本中存在大量清蛋白、球蛋白等，可干扰结果。

（2）尿液标本中如有细菌，可使 BJP 凝溶特性消失，出现假阴性。

2. 操作

（1）过滤时要迅速，保持高温，不要振荡，防止 BJP 夹杂于其他沉淀的蛋白质中被过滤掉而造成假阴性。

（2）尿中 BJP 含量过高时，在 90℃ 不易完全溶解，需做阴性对照或将标本稀释后再做。

（3）热沉淀-溶解法最适 pH 为 4.5～5.5，pH 低于 4.0 时，分子聚合将受到抑制而呈假阴性。

3. 方法局限　本法灵敏度低，易受其他蛋白质的干扰，BJP 一般需大于 0.3g/L 才能检出，但特异性较高。

【讨论】

温度对热沉淀-溶解法本周蛋白定性试验的影响有哪些？实验条件如何控制？

二、对甲苯磺酸法

【目的】

熟悉对甲苯磺酸法尿 BJP 定性检查的方法。

【原理】

酸性条件下，对甲苯磺酸能沉淀相对分子质量较小的 BJP，而对相对分子质量较大的清蛋白和球蛋白不起反应。

【材料】

1. 器材　离心机、小试管、刻度吸管等。

2. 试剂

（1）120g/L 对甲苯磺酸溶液：对甲苯磺酸 120.0g 溶于 1 000ml 蒸馏水中。

（2）冰乙酸。

3. 标本　新鲜尿液。

【操作】

1. 加标本　取小试管 2 支，分别标记为测定管和对照管，各加入新鲜尿液 1ml。

2. 加试剂　测定管中加 120g/L 对甲苯磺酸溶液 0.5ml，对照管中加冰乙酸 0.5ml，混匀后静置 5 分钟。

3. 观察结果　测定管浑浊加重或产生沉淀，对照管清澈或轻度浑浊，为阳性；测定管清澈或与对照管相似,则为阴性。

【参考区间】

阴性。

【注意事项】

1. **标本** 尿液要新鲜,浑浊尿液须先离心取上清做实验。尿液中含有较多清蛋白和球蛋白时,会因长期放置导致蛋白质分解变性而出现假阳性。

2. **结果观察** 尿中其他球蛋白>5.0g/L可出现假阳性,需进行免疫固定电泳法确证。如果尿中BJP含量低,则需先浓缩(10~50倍),检测时应同时进行患者血清、健康人血清的对照和参比。

3. **药物干扰** 服用利福平类等抗结核药的患者可出现尿液BJP假阳性。

4. **方法评价** 该方法操作简便,灵敏度较热沉淀-溶解法高,但特异性较差,且容易受到清蛋白抑制,球蛋白增加可导致假阳性,可作为本周蛋白的筛选实验之一。此外,BJP检测还可以采用免疫固定电泳法。可将尿液与抗κ及抗λ轻链血清进行免疫学测定,可区别轻链的类型,为BJP的验证试验。

【讨论】

简述热沉淀-溶解法与对甲苯磺酸法的方法学评价。

实验六 尿葡萄糖班氏法定性检查

【目的】

掌握尿葡萄糖班氏(Benedict)定性检查的方法。

【原理】

在高热、碱性溶液中,葡萄糖或其他还原性糖的醛基能将试剂中蓝色的硫酸铜还原为黄色的氢氧化亚铜,进而转化为红色的氧化亚铜沉淀(图4-4)。

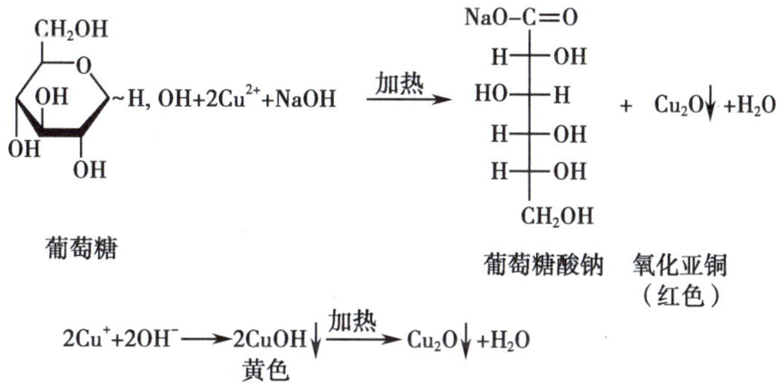

图4-4 尿葡萄糖班氏定性测定反应式

【材料】

1. **器材**　小试管、试管夹、5ml 刻度吸管、吸耳球、滴管、乳胶吸头、酒精灯等。

2. **试剂**　班氏试剂分为甲液和乙液。

（1）甲液：枸橼酸钠（$Na_3C_6H_5O_7 \cdot 2H_2O$）42.5g，无水碳酸钠 25.0g，蒸馏水 700ml，加热助溶。

（2）乙液：硫酸铜（$CuSO_4 \cdot 5H_2O$）10.0g，蒸馏水 100ml，加热助溶。

甲液、乙液冷却后，将乙液缓慢倾入甲液中，不断搅拌混匀，冷却至室温后补充蒸馏水至 1 000ml，即班氏试剂。如溶液不清晰透明，需进行过滤处理。

3. **标本**　新鲜尿液。

【操作】

1. **鉴定试剂质量**　取小试管 1 支，加入班氏试剂 1.0ml，摇动试管加热至沸腾 1 分钟，观察试剂有无颜色及性状变化。若试剂仍为透明蓝色，可用于实验；若煮沸后出现沉淀或变色则不能使用。

2. **加标本**　加离心后尿液 0.2ml（约 4 滴）于班氏试剂中，混匀。

3. **加热煮沸**　继续煮沸 1～2 分钟，或置沸水浴中 5 分钟，自然冷却。

4. **判断结果**　判断尿葡萄糖定性结果（表 4-3）。

表 4-3　班氏法尿葡萄糖定性结果判断

结果观察	报告方式	葡萄糖含量/（$mmol \cdot L^{-1}$）
透明蓝色	阴性	—
蓝色中略带绿色，无沉淀	±	<6
绿色，伴少许黄绿色沉淀	+	6～27
较多黄绿色沉淀，以黄为主	++	28～54
土黄色浑浊，有大量沉淀	+++	55～110
大量棕红色或砖红色沉淀	++++	>110

5. **操作示意**　见图 4-5。

【参考区间】

阴性。

【注意事项】

1. **试剂**　试剂配制过程中可产生 $Cu(OH)_2$，为避免 $Cu(OH)_2$ 沉淀，加入枸橼酸钠（亲水性掩蔽性螯合物形成剂）与 Cu^{2+} 形成枸橼酸铜钠（可溶性络盐），以消除试剂沉淀的影响。

2. **标本**

（1）尿液应新鲜，久置尿液因细菌繁殖消耗葡萄糖，使结果偏低或造成假阴性。糖尿病患者宜检测空腹或餐后 2 小时的尿液标本。

（2）严格控制加入的尿液量，使得试剂与尿液的比例为 10:1。如果尿液过量，可发生尿酸盐沉淀而影响结果的观察。

（3）尿液中含大量铵盐时，因其可形成铜氨络离子而妨碍 Cu_2O 沉淀，可预先加碱煮沸数分钟，将氨除去后再进行试验。

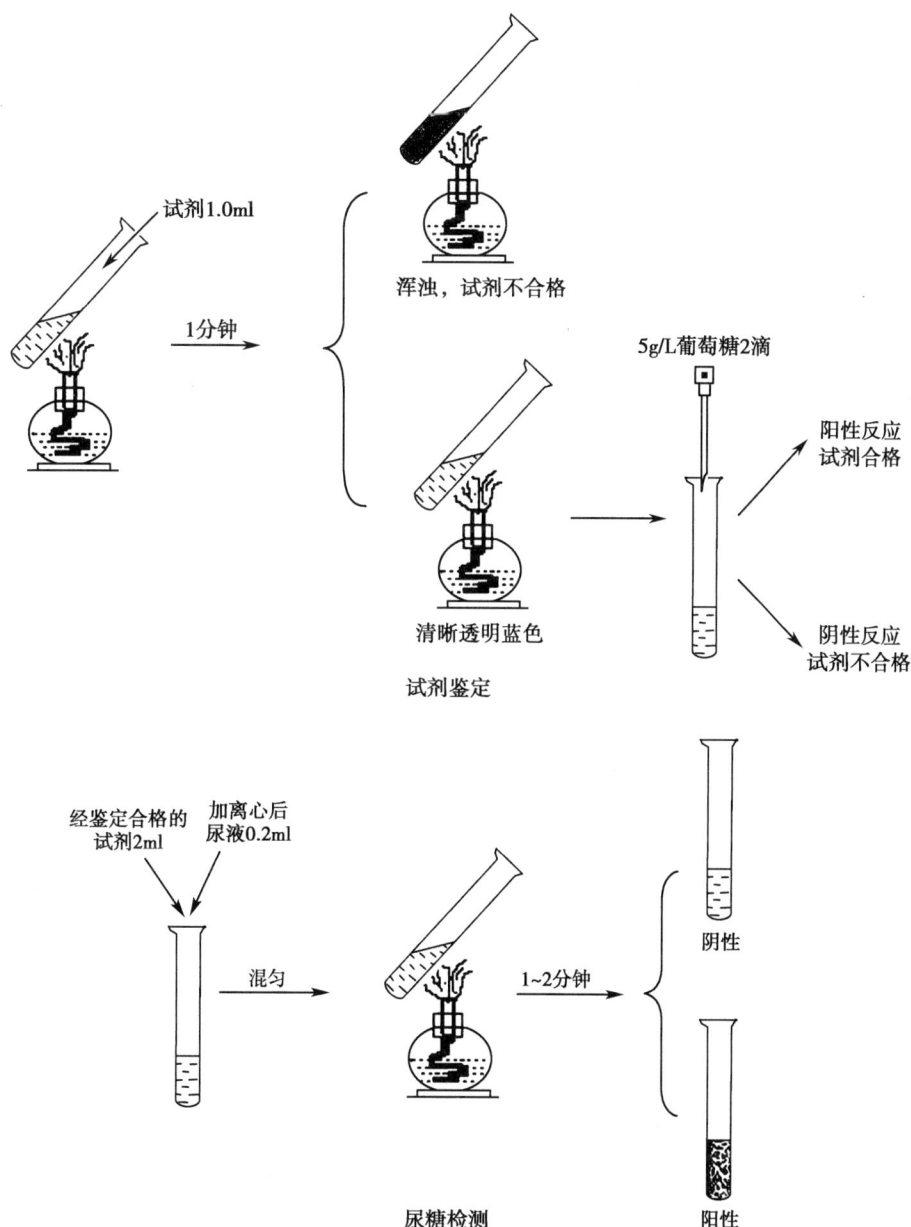

图 4-5 尿葡萄糖班氏法操作示意图

（4）蛋白含量较高时也影响铜盐沉淀,可先用加热乙酸法除去。

（5）链霉素、青霉素、维生素 C、水合氯醛、异烟肼、葡萄糖醛酸化合物等还原性物质可呈假阳性反应,大黄、黄连、黄芩等可致假阴性反应,应停药 3 天以上再行检查。如有大量维生素 C,先将尿液煮沸即可破坏。

3. 加热煮沸 加热时应不断摇动试管以防暴沸喷出,试管口应朝向无人处,以免操作中不慎伤人。此煮沸过程也可在沸水浴中进行,放置 5 分钟。

4. 判断结果 应将尿液冷却后观察。大量尿酸盐存在时,其煮沸后也可呈浑浊并带绿色,但久置后并不变黄色而呈灰蓝色。

85

【讨论】

尿液中哪些物质会影响尿葡萄糖班氏法定性检查结果,如何消除?

实验七　尿胆红素氧化法定性实验

【目的】

掌握尿胆红素定性检查的氧化法(Harrison 法)。

【原理】

用硫酸钡吸附尿液中胆红素,吸附物(钡盐 + 胆红素)与三氯化铁溶液反应,逐渐氧化为胆青素(蓝色)、胆绿素(绿色)和胆黄素(黄色)复合物。

【材料】

1. **器材**　离心管或试管、试管架、5ml 刻度吸管、吸耳球、乳胶吸头、滴管、离心机等。
2. **试剂**

（1）100g/L $BaCl_2$ 溶液:氯化钡($BaCl_2 \cdot 2H_2O$)10.0g,溶于 100ml 蒸馏水。

（2）Fouchet 试剂(酸性 $FeCl_3$ 试剂):100g/L $FeCl_3$ 溶液 10ml,250g/L 三氯乙酸溶液 90ml,充分混合后备用。

（3）饱和 $BaCl_2$ 溶液:称取氯化钡 30.0g,溶于 100ml 蒸馏水。

3. **标本**　新鲜尿液。

【操作】

1. **加标本**　取尿液 5ml 于 10ml 离心管中。
2. **吸附胆红素**　加 100g/L 的 $BaCl_2$ 溶液 2.5ml 于尿液中,充分混匀,此时出现白色 $BaSO_4$ 沉淀。离心沉淀 3～5 分钟,弃上清液。
3. **加试剂**　向沉淀表面加 Fouchet 试剂 2 滴,放置片刻后观察沉淀颜色的变化。
4. **判断结果**　按表 4-4 判断尿胆红素定性结果。

表 4-4　Harrison 法尿胆红素定性结果判断

反应现象	结果判断	报告方式
长时间不变色	阴性	—
沉淀逐渐变为淡绿色	弱阳性	+
沉淀变为绿色	阳性	++
沉淀即刻变为蓝绿色	强阳性	+++

【参考区间】

阴性。

【注意事项】

1. **标本**　①胆红素极不稳定,极易在阳光照射下被氧化,造成假阴性结果,因此尿液标本应新鲜并避光保存,及时送检。②尿液呈碱性,可降低反应的灵敏度,因此碱性尿液宜加乙酸使其酸化后再测定。

2. 吸附胆红素 $BaSO_4$ 的作用是吸附胆红素,当试验中产生沉淀量较少时,应考虑尿液中是否含有足够量的硫酸根离子,可滴加硫酸铵试剂 1～2 滴以增加硫酸根的浓度,促使沉淀的生成。

3. 加试剂 Fouchet 试剂按每 5ml 尿液 2 滴的量加入。加入过少,可影响呈色反应;加入过多,会使胆红素完全氧化成黄色的胆黄素,造成假阴性。

4. 判断结果 某些药物,如大量牛黄、熊胆粉、水杨酸、阿司匹林易产生紫红色反应,干扰对结果的判断,造成假阴性。

5. 灵敏度 Harrison 法灵敏度较高,为 0.9μmol/L 或 0.5mg/L。

【讨论】

加入 $BaCl_2$ 的作用是什么?如果没有此溶液,能否采用其他试剂?

实验八 尿胆原改良 Ehrlich 法定性检查

【目的】

掌握尿胆原定性检查的改良 Ehrlich 法。

【原理】

在酸性条件下,尿胆原与对二甲氨基苯甲醛反应,生成樱红色化合物,该反应与尿胆原分子中的吡咯环有关,颜色的深浅可反映尿胆原的含量。

【材料】

1. 器材 大试管、离心机、刻度吸管、滤纸、白色衬纸等。

2. 试剂

(1)Ehrlich 试剂:称取对二甲氨基苯甲醛 2.0g,溶于 80ml 蒸馏水,再缓慢加入浓盐酸 20ml,混匀,贮存于棕色试剂瓶中备用。

(2)无水氯化钙。

(3)蒸馏水。

3. 标本 新鲜尿液。

【操作】

1. 去除胆红素 取 5ml 尿液加入大试管,再加无水氯化钙 0.25g,混合后过滤(或离心 2～3 分钟),移取滤液(或上清液)备用。

2. 加试剂 在滤液或上清液中,按 10:1 的比例加入 Ehrlich 试剂(约 0.5ml),混合,室温静置 10 分钟。

3. 观察结果 在白色背景下从管口向管底观察颜色变化,按表 4-5 判断尿胆原定性结果。

表 4-5　改良 Ehrlich 法尿胆原定性结果判断

现象观察	结果判断	报告方式
不变色，加温后也无变化	阴性	—
10分钟后呈微红色	弱阳性	+
10分钟后呈樱红色	阳性	++
立即呈深红色	强阳性	+++

4. 稀释阳性标本　如尿胆原呈阳性，则将尿液以蒸馏水分别稀释为 1∶10、1∶20、1∶40、1∶80 和 1∶160 等，再按上述程序重新检查。如稀释 1∶160 以上仍为阳性，则不再稀释。

5. 结果报告　以试验出现阳性的最高稀释倍数报告结果。

【参考区间】

弱阳性（1∶20 稀释后阴性）。

【注意事项】

1. 标本

（1）尿液要新鲜，避光保存，以免尿胆原氧化成尿胆素造成假阴性。

（2）尿液中含有维生素 C、甲醛等会抑制反应，造成假阴性。

（3）含有吡啶、酮体等会出现假阳性。可加戊醇鉴别，真阳性加戊醇仍为红色。

（4）尿液胆红素阳性，应先除去，取 5ml 尿液加入 100g/L 的 $BaCl_2$ 溶液 1ml，充分混匀取上清进行实验。

（5）碱性尿液会出现黄色沉淀影响结果观察，应先以乙酸调节 pH 至弱酸性。

2. 反应温度　显色受到温度影响较大，反应温度要求在 20℃左右，温度过低需加温。

3. 结果观察　若尿胆原定性阴性，可加做尿胆素定性试验予以验证，以免因标本不慎久置造成假阴性。

【讨论】

影响尿胆原定性结果的因素主要有哪些？如何避免？

实验九　尿酮体改良 Rothera 法定性检查

【目的】

掌握改良 Rothera 法定性检查尿酮体的方法。

【原理】

尿酮体为丙酮、乙酰乙酸、β-羟丁酸的总称。亚硝基铁氰化钠 $[Na_2Fe(CN)_5NO\cdot 2H_2O]$ 溶于尿中时，可分解为 $Na_4Fe(CN)_6$、$NaNO_2$、$Fe(OH)_3$ 和 $[Fe(CN)_5]^{3-}$。在碱性条件下，亚硝基铁氰化钠可与丙酮和乙酰乙酸作用，生成异硝基（HOON=）或异硝基胺（$NH_2OON=$），再与 $[Fe(CN)_5]^{3-}$ 生成紫红色化合物。

【材料】

1. 器材　凹孔玻片、滤纸、药匙、滴管、乳胶吸头等。

2. 试剂 酮体粉：称取亚硝基铁氰化钠 0.5g（AR 级），无水碳酸钠 10.0g（AR 级），硫酸铵 10.0g（AR 级）。3 种试剂分别充分研磨混匀，烘干后密封保存备用。

3. 标本 新鲜尿液。

【操作】

1. 加试剂 于凹孔玻片或滤纸上，分别加入 1 小勺酮体粉。1 孔为测定孔，1 孔为对照孔。

2. 滴加标本 滴加适量尿液于测定孔的酮体粉上，以完全将酮体粉浸湿为宜。

3. 观察结果 观察测定孔的酮体粉颜色变化，并与对照孔比较，5 分钟内出现紫色为阳性，按表 4-6 判断尿酮体定性结果。

表 4-6 改良 Rothera 法尿酮体定性结果判断

观察现象	结果判断	报告方式
5 分钟内无紫色出现	阴性	—
逐渐呈现淡紫色	弱阳性	+
立即呈现淡紫色后渐转深紫色	阳性	++
立即出现深紫色	强阳性	+++～++++

【参考区间】

阴性。

【注意事项】

1. 标本 乙酰乙酸不稳定，丙酮易挥发，应采用新鲜尿液。

2. 试剂

（1）配制试剂：试剂必须使用分析纯（AR），配制前分别将试剂烘干，充分研磨后再混合均匀。

（2）保存试剂：试剂易受潮失效，应密闭、干燥、妥善保存。受潮的试剂或久置后色泽变黄的试剂都不能使用。

3. 反应温度 本反应在试剂与水分接触时呈碱性并产热而使氨释出，因此实验室温度过低时，可在 30℃水浴箱中完成。

4. 判断结果 尿液内如存在大量非晶体尿酸盐时，可出现黄色或橙色反应，影响结果判断，离心可去除尿酸盐干扰。

【讨论】

尿酸盐可影响该实验结果，应如何去除？

实验十 尿液有形成分定性检查

一、非染色显微镜检查法

【目的】

掌握尿液有形成分非染色显微镜检查的内容和方法。

【原理】

在显微镜下观察尿液中细胞、管型、结晶等有形成分的形态特征,识别并记录其在一定显微镜视野内的数量。

【材料】

1. 器材

(1) 10ml 刻度离心管:尖底、带盖、透明、刻度清晰。滴管,载玻片及盖玻片(18mm×18mm)。

(2) 仪器:显微镜、水平式离心机。

2. 标本　新鲜尿液。

【操作】

1. 未离心尿液直接涂片镜检法

(1) 混匀尿液:充分混匀尿液标本。

(2) 制备涂片:取混匀的尿液 1 滴(15～20μl)于载玻片上,用小镊子轻轻加上盖玻片,注意防止产生气泡。

(3) 观察、计数有形成分:①先用低倍镜(10×10 倍)视野观察全片细胞、管型、结晶等有形成分的分布情况,再用高倍镜(10×40 倍)视野确认。②管型在低倍镜下至少计数 20 个视野;细胞在高倍镜下至少计数 10 个视野;结晶按高倍镜视野中分布范围估计量;计数时注意细胞的形态和完整性,有无其他异常巨大细胞、寄生虫虫卵、滴虫、细菌和黏液丝等。非染色尿液标本各种有形成分模式图见图 4-6～图 4-8,主要识别和鉴别特征见表 4-9～表 4-11。

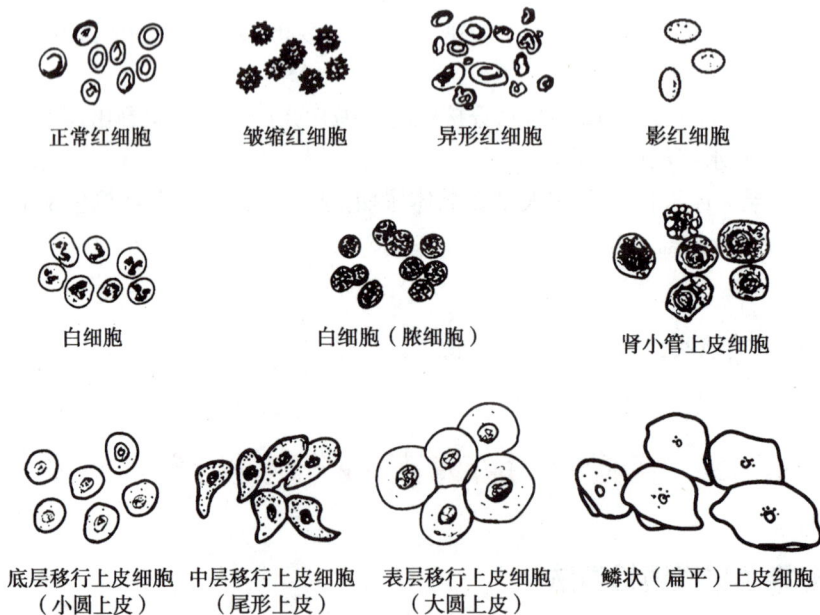

| 正常红细胞 | 皱缩红细胞 | 异形红细胞 | 影红细胞 |

| 白细胞 | 白细胞(脓细胞) | 肾小管上皮细胞 |

| 底层移行上皮细胞
(小圆上皮) | 中层移行上皮细胞
(尾形上皮) | 表层移行上皮细胞
(大圆上皮) | 鳞状(扁平)上皮细胞 |

图 4-6　尿液各种细胞模式图

透明管型　　　　　　细颗粒管型　　　　　　粗颗粒管型

白细胞管型　　　　　　红细胞管型　　　　　肾上皮细胞管型

脂肪管型　　　　　腊样管型　　　　　假管型　　　　　黏液丝

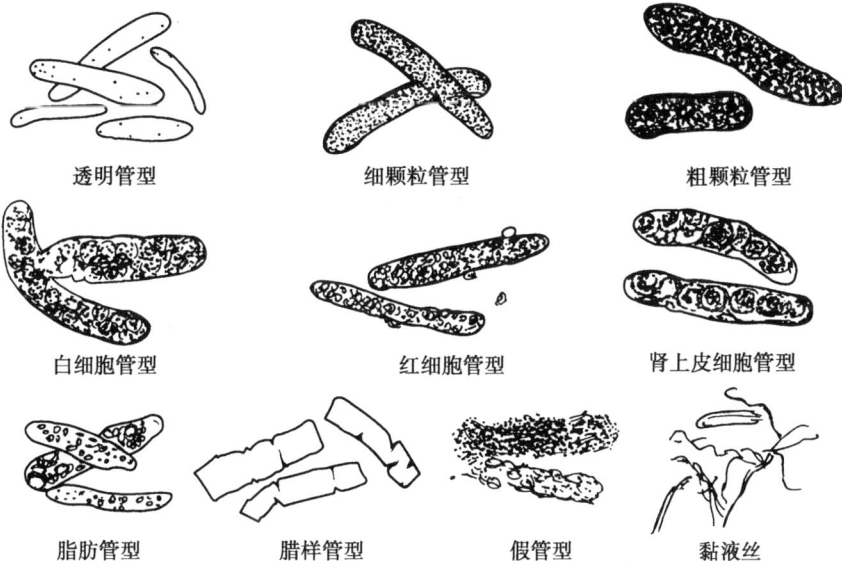

图 4-7　尿液各种管型模式图

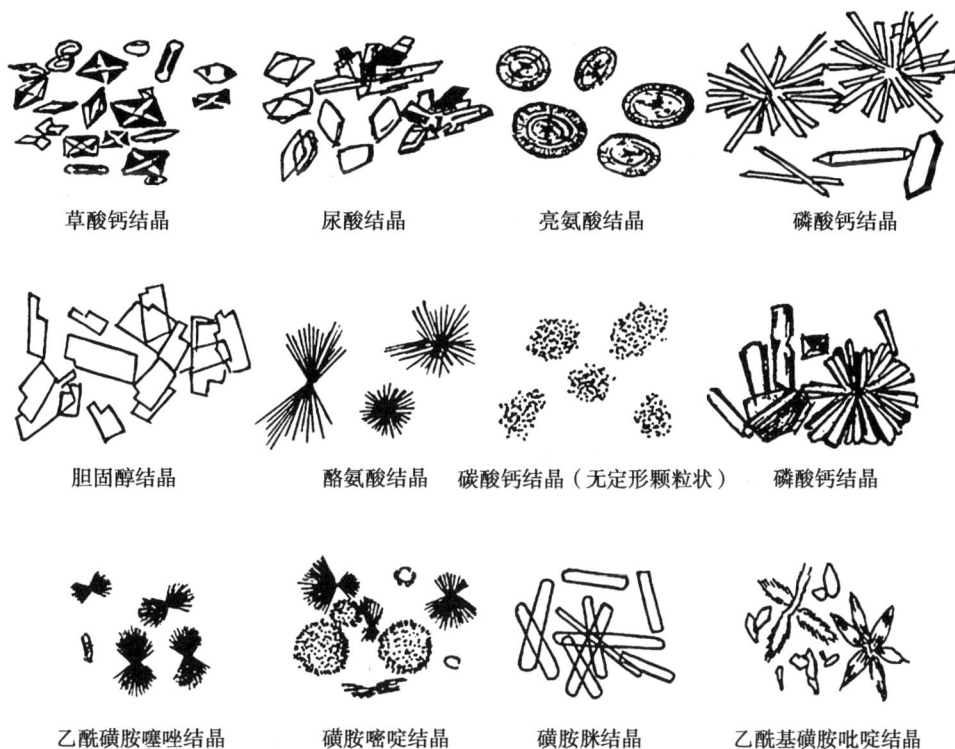

草酸钙结晶　　　　　尿酸结晶　　　　　亮氨酸结晶　　　　　磷酸钙结晶

胆固醇结晶　　　酪氨酸结晶　碳酸钙结晶（无定形颗粒状）　磷酸钙结晶

乙酰磺胺噻唑结晶　　磺胺嘧啶结晶　　　磺胺脒结晶　　　乙酰基磺胺吡啶结晶

图 4-8　尿液各种结晶模式图

（4）结果报告

1）细胞：最低数～最高数 /HPF。

2）管型：最低数～最高数 /LPF。

3）结晶、细菌、真菌、寄生虫及寄生虫虫卵：按高倍镜视野中分布范围估计报告，常用

"+"表示（表4-7）。

表4-7　尿液结晶、细菌、真菌、寄生虫及虫卵的报告方法

成分		视野中的含量与分布			
结晶	0	占视野1/4	占视野1/2	占视野3/4	满视野
细菌、真菌	0	少量散在于数个视野	各个视野均可见	数量多或呈团块状集聚	难以计数	满视野
寄生虫及虫卵	0	1～4/HPF	5～9/HPF	>10/HPF	满视野
报告方式	−	±	+	++	+++	++++

2. 离心尿液直接涂片镜检法

（1）离心沉淀尿液标本：充分混匀尿液标本，吸取混匀尿液10ml置刻度离心管内，在水平式离心机（离心半径为16cm）内，以1 500r/min（RCF约400×g）离心5分钟。

（2）留取沉淀物：用滴管吸去离心管内上清液（特制离心管可一次性倾倒弃上清液），留管底含有形成分的尿沉渣0.2ml。

（3）制备涂片：混匀尿沉渣，取1滴（约50μl）于载玻片上，用小镊子加盖玻片，防止产生气泡。

（4）观察、计数有形成分：同未离心尿液直接涂片镜检法。

（5）结果报告：同未离心尿液直接涂片镜检，且报告时须注明"离心取沉渣"。

【参考区间】

尿液有形成分的参考区间见表4-8。

表4-8　尿液有形成分的参考区间

方法	红细胞	白细胞	透明管型	上皮细胞	结晶	细菌和真菌
未离心尿液直接涂片镜检法	0～偶见/HPF	0～3/HPF	0～偶见/LPF	少见	少见	−
离心尿液直接涂片镜检法	0～3/HPF	0～5/HPF	0～偶见/LPF	少见	少见	
尿液有形成分定量计数板法	男0～5/μl 女0～24/μl	男0～12/μl 女0～26/μl	0～1/μl（不分性别）	少见	少见	极少见
1小时尿液有形成分排泄率（成人）	男性<3万/h；女性<4万/h	男性<7万/h；女性<14万/h	<3 400/h（不分性别）	难以检出	难以检出	难以检出

【注意事项】

1. **使用合格的尿液标本**　①采用新鲜中段尿，防止生殖道分泌物等混入。②排尿后1小时内完成检查，必要时加甲醛并冷藏。③调整尿液pH 5.5左右，以免管型破坏、细胞溶解。④针对浑浊尿液，可加热消除非晶形尿酸盐、加乙酸溶解非晶形磷酸盐。⑤尿比重可影响有形成分形态，受检者检查前不宜大量饮水。

2. **使用合格器材**　显微镜、离心机、刻度离心管、盖玻片等器材均应符合要求。

3. **未离心尿液直接涂片镜检法仅适用于尿液外观明显浑浊者。**

4. **遵守操作规程**　①尿液标本离心、涂片、镜检的条件应保持一致，以提高结果的可

比性。②离心力和离心时间应控制准确,离心后手持离心管 45°～90° 倾去上层尿液。③显微镜光线要适当:在进行普通光学显微镜观察时要采用稍弱的光线以利于形态识别,尤其是透明管型,如果亮度较大很容易漏掉。④正确的观察方式:显微镜的使用要遵循先低倍镜观察有形成分分布情况,后用高倍镜仔细分辨的原则。

5. 注意形态相似有形成分之间的鉴别 尿液中红细胞及类似沉淀物鉴别见表 4-9。尿液中白细胞、肾小管上皮细胞、底层移行上皮细胞鉴别见表 4-10。尿液中红细胞、白细胞和上皮细胞 3 种细胞管型的鉴别见表 4-11。

表 4-9 尿液中红细胞及类似沉淀物鉴别

鉴别内容	红细胞	真菌	脂肪球	球形草酸钙结晶
形态	淡红色,圆盘状	无色,椭圆形	无色,正圆形	圆或椭圆形
折光性	弱	强	强	强
大小	一致	不一致	明显不一致	不一致
排列	无规律	芽状,单个或链状	散在	常与典型信封样、草酸钙结晶并存
加蒸馏水*	破坏	不破坏	不破坏	不破坏
化学试验	隐血试验(+)	隐血试验(−)	苏丹Ⅲ染色(+)	隐血试验(−)

注:*加 5 倍量以上,与尿液混匀振荡 15 分钟,再离心沉淀镜检观察。

表 4-10 尿液中白细胞、肾小管上皮细胞、底层移行上皮细胞鉴别

细胞名称	白细胞	肾小管上皮细胞	底层移行上皮细胞
大小	10～14μm	比白细胞略大 1/3	比肾小管上皮细胞略圆或卵圆形、多边形或不规则形
形态	圆形、脓细胞时边缘不整	多边形或不规则形	圆或卵圆形
核形	分叶形、加酸后明显结构紧密	核大、圆形,结构细致,染色后明显	圆形稍大,结构细致,染色后明显
胞质颗粒	胞质多,脓细胞中可有多种颗粒	胞质少,胞质可含不规则颗粒、脂肪滴等,偶见含铁血黄素颗粒	胞质稍多,一般无颗粒
过氧化物酶	中性粒细胞呈阳性	阴性	阴性
其他	常见于炎症	可见于肾实质损害	偶见于炎症

表 4-11 尿液中红细胞、白细胞和上皮细胞 3 种细胞管型的鉴别

管型名称	红细胞管型	白细胞管型	上皮细胞管型
颜色	淡黄或微褐色	无色或灰白色	无色或灰白色
大小 /μm	7～9	10～14	13～18
核形	无核	分叶形核	类圆形核
加 10% 乙酸	红细胞溶解	白细胞核形更清晰	上皮细胞核形更清晰
过氧化物酶	阴性	阳性	阴性
背景细胞	散在的红细胞	散在的白细胞	散在的上皮细胞

6. 提供完整的检验报告 除完整、规范地报告检验结果外,报告单上还应注明尿液留取时间、标本接收时间及检测完成时间、尿液标本是否离心浓缩等。

【讨论】

1. 如何规范尿液标本的采集及处理?

2. 为什么尿液有形成分显微镜检查首先要在低倍镜视野下观察?

二、染色后显微镜检查法

【目的】

掌握结晶紫 - 沙黄(Sternheimer-Malbin,S-M)染色尿液有形成分显微镜检查的方法、染色后尿液有形成分的形态特点。

【原理】

尿沉渣中的有形成分,特别是细胞和管型经 S-M 染色液中的结晶紫和沙黄染色后,细胞质、细胞核呈现不同颜色,形态清晰,对比度明显,易于识别。

【材料】

1. **器材** 同非染色法显微镜检查法。

2. **试剂** S-M 染色液的贮存液。

(1)Ⅰ液:结晶紫 3.0g、草酸铵 0.8g,溶于 95%(V/V)乙醇 20ml、蒸馏水 80ml 中,冷藏保存。

(2)Ⅱ液:沙黄 O(safranin O)0.25g,溶于 95%(V/V)乙醇 10ml、蒸馏水 100ml 中。

(3)S-M 染色液应用液:Ⅰ液、Ⅱ液按 3:97 混合,过滤后贮存于棕色瓶,冷藏保存。室温下可保存 3 个月。

3. **标本** 新鲜尿液。

【操作】

1. **标本准备** 将尿液离心,使有形成分浓缩 50 倍。操作步骤同非染色尿液之离心尿液直接涂片镜检法。

2. **染色** 向尿沉渣管中加入 1 滴 S-M 染色液应用液,混匀,静置 3 分钟。

3. **制备涂片** 将染色的尿沉渣充分混匀,取 1 滴于载玻片上,用小镊子加盖玻片,防止产生气泡。

4. **观察、计数有形成分** 根据尿液各种有形成分 S-M 法染色特点(表 4-12),观察、计数尿液中各种有形成分。观察内容及范围同非染色法显微镜检查法。

表 4-12 尿液各种有形成分 S-M 法染色特点

有形成分	染色特点
红细胞	淡紫色
白细胞:浓染细胞	细胞质淡红色、核深红紫色,为老化死亡细胞
白细胞:淡染细胞	细胞质不着色、核蓝色
白细胞:闪光细胞	淡蓝色或几乎无色、细胞质内颗粒呈布朗运动
上皮细胞	细胞质淡红色、核紫红色

续表

有形成分	染色特点
透明管型、颗粒管型	淡红色、紫色
细胞管型	深蓝色
滴虫	蓝色或紫色、易见鞭毛及轴柱
细菌	活菌不着色或略带淡红色；死菌着紫色

5. 报告方式 同非染色法显微镜检查法。

【参考区间】

同非染色法显微镜检查法。

【注意事项】

染色时间要适当，染色过久可引起淡染细胞向浓染细胞过渡，也会使闪光细胞失去布朗运动特征。

【讨论】

1. 为什么要进行尿液有形成分染色后显微镜检查？
2. 尿液有形成分染色法有哪些？各有什么目的？

实验十一　尿液有形成分定量检查

一、尿液有形成分定量计数板法

【目的】

掌握尿液有形成分定量计数板的构造和使用方法。

【原理】

使用尿液标准化沉渣定量计数板（图 4-9）进行尿液有形成分定量检查。计数板大小与显微镜用标准载玻片相同，每块计数板分为 10 个彼此独立的计数室。每个计数室用激光刻有 10 个中方格，每个中方格又细分为 9 小方格。每个中方格面积为 $1mm^2$，深 0.1mm，容积为 $0.1mm^3$（$0.1\mu l$）。将尿液标本充入计数室，计数 10 个中方格内的有形成分数量，经过换算，可得出单位容积（$1\mu l$）尿液中的有形成分含量。

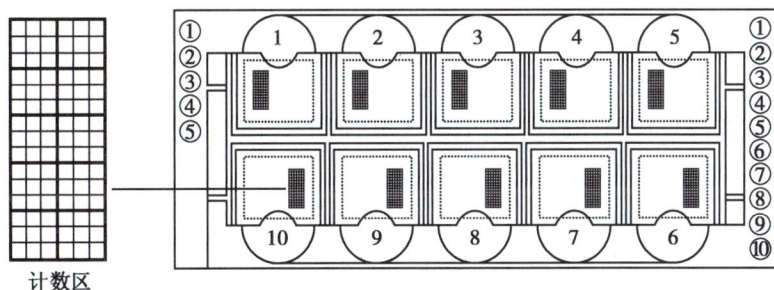

图 4-9　尿液有形成分定量计数板

95

【材料】

1. 器材 ①尿液有形成分定量计数板。②10ml 刻度离心管、滴管。③显微镜、水平式离心机。

2. 标本 新鲜尿液。

【操作】

1. 标本制备 ①对于清晰透明尿液,取混匀的尿液 10ml,置于刻度离心管内,以 RCF 约 400×g 离心 5 分钟,准确保留尿沉渣 0.2ml(浓缩 50 倍)。②如尿液有形成分含量丰富,可直接镜检计数。

2. 充池 取混匀的尿沉渣(或尿液)1 滴充入计数室。

3. 观察、计数有形成分 在低倍镜下观察计数 10 个中方格内的管型总数,在高倍镜下观察计数 10 个中方格内的细胞总数,计算 1μl 尿液中某种细胞或管型的数量。

4. 结果报告 细胞、管型以"个 /μl"报告。尿液结晶、细菌、真菌、寄生虫及寄生虫虫卵的报告方法见表 4-7。

【参考区间】

尿液有形成分定量检查的参考区间见表 4-8。

【注意事项】

1. 镜检时在显微镜光线不要太强的情况下,仔细调整显微镜的细调焦螺旋,寻找计数区域。

2. 对压线有形成分遵循"数上不数下、数左不数右"的计数原则。

3. 如无尿液有形成分定量计数板,可用改良牛鲍血细胞计数板替代。

4. 其他注意事项见本章实验十"一、非染色显微镜检查法"。

【讨论】

1. 如何规范尿液有形成分定量计数板法的操作?

2. 使用尿液有形成分定量计数板计数细胞时,其计算公式是什么?

二、1 小时尿液有形成分排泄率测定

【目的】

熟悉 1 小时尿液有形成分排泄率的测定方法。

【原理】

在正常生活不受限制的情况下,准确留取 3 小时的全部尿液。取混匀尿液离心、浓缩 10 倍,充入血细胞计数板的计数室中,计数一定体积尿沉渣中的红细胞、白细胞或管型数,然后换算为 1 小时尿液中相应的细胞、管型数。

【材料】

1. 器材 量筒、10ml 刻度离心管、改良牛鲍血细胞计数板、离心机。

2. 标本 新鲜尿液。

【操作】

1. **收集标本** 收集上午 6～9 时尿液标本,开始留尿时先排尿并弃去,再准确收集此后 3 小时内的全部尿液。

2. **记录样本量** 用量筒准确测量 3 小时内的全部尿量(精确至毫升),并记录。

3. **离心** 取混匀的尿液 10ml,置于刻度离心管内,以 RCF 约 400×g 离心 5 分钟。

4. **留取尿沉渣** 弃去上层尿液 9ml,留管底含有形成分的尿沉渣 1ml。

5. **充池** 按第一章实验三准备血细胞计数板,取混匀尿沉渣各 1 滴分别充入血细胞计数板的两个计数室,静置 3 分钟。

6. **观察与计数** ①低倍镜观察 2 个计数室尿液有形成分分布。②高倍镜下计数两个计数室四角和中央五个大方格共 10 个大方格内的红细胞数和白细胞数。③高倍镜下计数两个计数室各 9 个大方格共 18 个大方格内的管型数。

7. **计算**

$$1小时细胞数 = 10个大方格细胞数 \times \frac{1\,000}{10} \times \frac{3小时尿总量(ml)}{3}$$

$$1小时管型数 = \frac{18个大方格管型数}{1.8} \times \frac{1\,000}{10} \times \frac{3小时尿总量(ml)}{3}$$

式中,1 000 为每 1μl 尿液换算成毫升数;10 为尿液浓缩倍数。

【参考区间】

1 小时尿液细胞(管型)排泄率的参考区间见表 4-8。

【注意事项】

1. 待检尿比重最好在 1.026 以上,如小于 1.016 为低渗尿,细胞易被破坏。

2. 如尿液中含大量磷酸盐时,可加入 1% 乙酸 1～2 滴使其溶解,但切勿加酸过多,以免红细胞及管型溶解;含大量尿酸盐时,可加热使其溶解,以便观察。

3. 其他注意事项见本章实验十"一、非染色显微镜检查法"。

【讨论】

1. 试评价尿液非离心直接涂片镜检法、尿液离心直接涂片镜检法、染色尿沉渣镜检法、尿液有形成分定量计数板法及 1 小时尿液有形成分排泄率测定等方法的优缺点。

2. 试分析尿液有形成分检查的主要影响因素?

实验十二 干化学尿液分析仪检查

【目的】

熟悉干化学尿液分析仪检测原理,掌握干化学尿液试带分析原理,熟悉仪器使用方法。

【原理】

1. **仪器检测原理** 尿液中的化学物质与干化学试带上检测模块的试剂发生颜色反应,呈色的深浅与尿液中相应物质的含量呈正相关。将试带置于尿液分析仪的检测槽,各模块依次受到仪器特定光源照射,颜色及其深浅不同,对光的吸收反射也不同。颜色越深吸收率越高,反射率越小。仪器的球面积分析仪将不同强度的反射光转换为相应的电信号,电流强度与反射光强度呈正相关,结合空白和参考模块经计算机处理校正为测定值,最后以定性和半定量的方式报告检测结果。

反射率计算公式:

$$R(\%) = \frac{T_m \times C_s}{T_s \times C_m} \times 100\%$$

式中,R 为反射率;T_m 为测试模块对测定波长的反射强度;T_s 为测试模块对参考波长的反射强度;C_m 为参考模块对测定波长的反射强度;C_s 为参考模块对参考波长的反射强度。

2. 试带分析原理

(1)试带构成:在长条形塑料片上每隔一定距离(约 2mm)有一正方形试剂模块(5mm×5mm),其中有两块集中在试纸条一端,分别是空白模块和尿液颜色参考模块,可作为对照使用;其余模块分别含有相应干化学试剂(图 4-10)。

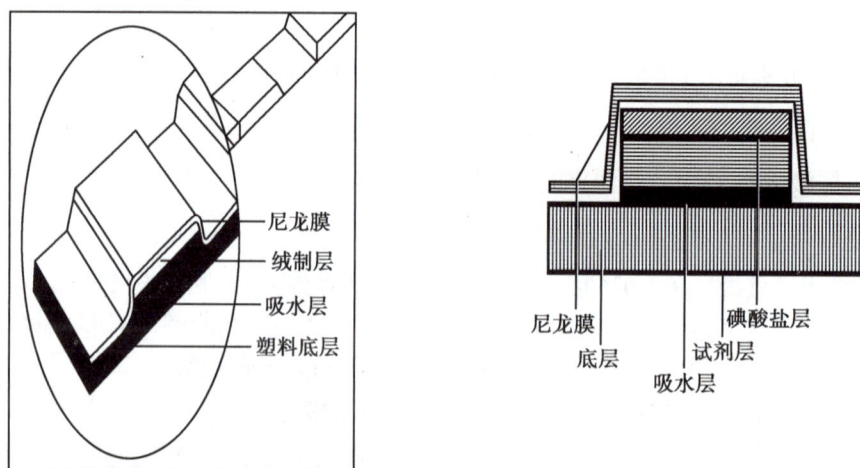

图 4-10 干化学尿液试带结构示意图

(2)检测项目和反应原理:见表 4-13。

表 4-13 检测项目和反应原理

检测项目	英文缩写	反应原理	参考区间
酸碱度	pH	酸碱指示剂法	随机尿:4.5～8.0
比重	SG	多聚电解质离子解聚法	1.015～1.025
蛋白质	PRO	pH 指示剂蛋白质误差法	阴性
葡萄糖	GLU	葡萄糖氧化酶-过氧化物酶法	阴性
酮体	KET	亚硝基铁氰化钠法	阴性
胆红素	BIL	偶氮反应法	阴性

续表

检测项目	英文缩写	反应原理	参考区间
尿胆原	URO	醛反应或重氮反应法	阴性或弱阳性
隐血	BLD	过氧化物酶法	阴性
亚硝酸盐	NIT	偶氮法	阴性
白细胞酯酶	LEU	中性粒细胞酯酶法	阴性
维生素C	Vit C	吲哚酶法	阴性

【材料】

1. **仪器**　干化学尿液分析仪的模拟结构见图4-11，主要构成包括：①试带进样装置，承接和转运多联试纸条进入检测区；②光学系统，包括提供特定波长的光源和光电检测器；③模块扫描装置；④模拟数字转换器；⑤微处理器；⑥打印输出系统。

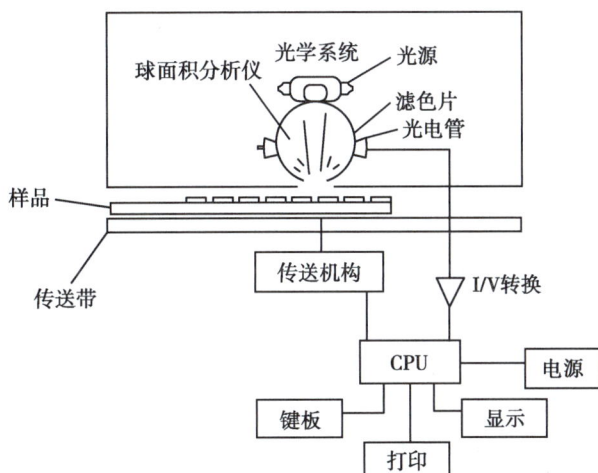

图4-11　干化学尿液分析仪结构模式图

2. **试剂**

（1）尿质控液（含低浓度和高浓度）：可自行配制或购买商品化试剂。干化学尿液分析质控液成分及其预期值分别见表4-14、表4-15。

表4-14　干化学尿液分析质控液配制方法

加入成分	低值质控液		高值质控液		阴性质控液	
	加入量	含量/$(g \cdot L^{-1})$	加入量	含量/$(g \cdot L^{-1})$	加入量	含量/$(g \cdot L^{-1})$
氯化钠（AR级，下同）	5.0g	5.0	10.0g	10.0	5.0g	5.0
尿素	5.0g	5.0	10.0g	10.0	5.0g	5.0
肌酐	0.5g	0.5	0.5g	0.5	—	0
葡萄糖	3.0g	3.0	15.0g	15.0	—	0
丙酮	—	0	2ml	1.6	—	0
三氯甲烷	5ml	5ml	5ml	5ml	5ml	0

续表

加入成分	低值质控液		高值质控液		阴性质控液	
	加入量	含量 /(g·L⁻¹)	加入量	含量 /(g·L⁻¹)	加入量	含量 /(g·L⁻¹)
30% 牛血清白蛋白	5.0ml	1.5	35ml	10	—	0
正常全血（Hb130～150g/L）	—	0	0.1ml	0.013～0.015	—	0
蒸馏水加至	1 000ml	—	1 000ml	—	1 000ml	—

表 4-15　干化学尿液分析质控液的预期值

测试项目	低值质控液	高值质控液	阴性质控液
pH	6	6	6
蛋白质	++	++++	—
葡萄糖	+	+++	—
酮体	—	+	—
比重	1.006	1.020	—
隐血		+～++	—

（2）干化学尿液试带。

3. **标本**　新鲜尿液 10ml。

【操作】

1. **开启电源**　仪器开始自检过程，自检无误后进入测试状态。

2. **质控检测**　使用质控尿液进行室内质控，结果在控才能进行样本检测。

3. **混匀尿液**　尿液标本充分混匀，置于试管中。

4. **浸湿试带**　将多联干化学尿液试带完全浸入尿液 1～2 秒，立即取出。沿试管壁沥去试带上多余尿液，必要时用滤纸吸去。

5. **仪器检测**　将多联试带置于干化学尿液分析仪检测槽内，启动测试键。

6. **结果报告**　仪器完成扫描试剂模块过程后，自动判读结果，以文字、加号等级或数字等方式直接打印出结果报告，通常会有两种结果形式：定性结果和半定量结果。某些试带筒上有标准色板，可用于停电或特殊情况下的肉眼目视判读结果，同样可以给出两种结果形式。

【参考区间】

干化学试尿液带法分析结果的参考区间见表 4-16。

表 4-16　干化学尿液试带法分析结果参考区间

项目	参考区间	项目	参考区间
酸碱度（pH）	5～7	尿胆原（URO）	—
尿比重（SG）	1.015～1.025	尿红细胞（RBC/ERY）或血红蛋白（Hb）	—
尿蛋白质（PRO）	—		
尿葡萄糖（GLU）	—	尿亚硝酸盐（NIT）	—
尿酮体（KET）	—	尿白细胞（LEU）	—
尿胆红素（BIL）		尿维生素 C	20～100mg/L

【注意事项】

1. 仪器使用

（1）环境要求：温湿度应符合仪器相关要求。

（2）仪器保养：保持仪器试纸条检测槽的清洁和无尿渍污物残留，保证测试光路无污物和灰尘阻挡。

2. 测试试带

（1）熟悉试带特性：必须了解所用试带各模块反应原理、药物干扰以及参考区间等，掌握试带各检测项目的敏感度和特异性。同一检测项目，因不同厂家选用的色素原可能不同，致结果的呈色反应会出现颜色差异。另外，很多中间环节和干扰因素均可影响颜色变化，而导致假阳性或假阴性。表4-17为干化学尿液试带各分析模块的灵敏度、假阳性和假阴性原因分析。

表4-17 干化学尿液试带检测项目及其反应特性

检测项目	灵敏度	假阳性原因	假阴性原因
酸碱度（pH）	尿pH在4.5～9.0变化	增高：久置后细菌繁殖或CO_2丢失	降低：试纸条浸尿液时间过长
比重（SG）	1.010～1.030（如>1.030，尿液标本应稀释1倍后再测定）	尿蛋白、尿糖增高、造影剂致SG↑	尿素>10g/L，尿pH<6.5致SG↓
蛋白（PRO）	对白蛋白敏感（70～100mg/L），对球蛋白、黏蛋白、本周蛋白敏感性差	奎宁、嘧啶、聚乙烯、吡咯酮、氯己定、磷酸盐、季铵类消毒剂、尿pH>8	大剂量青霉素、尿pH<3
葡萄糖（GLU）	250mg/L	H_2O_2污染、强氧化性清洁剂	L-多巴、大量水杨酸盐、维生素C超过500mg/L、氟化钠、高尿比重、尿酮体>0.4g/L
酮体（KET）	乙酰乙酸：50～100mg/L，丙酮：400～700mg/L，β-羟丁酸：无反应	酞、苯、丙酮、羟喹啉、L-多巴代谢物、卡托普利、甲基多巴	试纸条受潮、陈旧尿
胆红素（BIL）	5mg/L	吩噻嗪类或吩嗪类药物	维生素C>500mg/L，亚硝酸盐、大量氯丙嗪、盐酸苯偶氮吡啶、光照
尿胆原（URO）	10mg/L	胆色素原、吲哚、吩噻嗪类、维生素K、磺胺药	亚硝酸盐、光照、重氮药物、对氨基水杨酸
隐血（BLD）	RBC：10个/μl，Hb：0.3～0.5mg/L	肌红蛋白、菌尿、氧化剂、不耐热的触酶	蛋白质、糖尿、维生素C>0.1g/L
亚硝酸盐（NIT）	0.5～0.6mg/L	陈旧尿、亚硝酸盐或偶氮剂污染、含硝酸盐丰富的食物	尿胆原、尿pH<6、维生素C、尿量过多、食物含硝酸盐过低、尿于膀胱中潴留<4小时、非含硝酸盐还原酶细菌感染

检测项目	灵敏度	假阳性原因	假阴性原因
白细胞（LEU）	WBC：25 个 /μl	甲醛、毛滴虫属、氧化剂、高浓度胆红素、呋喃妥因	蛋白质、维生素 C、葡萄糖、大量庆大霉素或头孢氨苄
维生素 C	①C-Stix 试纸条：50mg/L ②Multi-Stix 试纸条：250mg/L	龙胆酸、L- 多巴	

（2）注意保存条件：尿液试带应根据厂家推荐的条件（如温度、暗处等）进行存放和保存，并在有效期内使用。不得将试带放在直射光下照射或暴露在潮湿环境中，应保存在厂商提供的容器中，不可更换保存容器。

（3）规范实验操作：每次只取出所需要量的试带，并立即盖好筒盖。多余试带不得放回原容器，更不能合并各筒试带。

3．室内质控　应至少使用"高值"和"低值"2 个浓度水平的质控尿液进行每日室内质控。任一模块阳性质控品测定结果不能为阴性，阴性质控品测定结果不能为阳性，阳性结果与"靶值"允许有 1 个定性等级的差异，超过此范围即为失控。

4．标本要求　使用一次性洁净尿液容器，防止非尿液成分混入。标本收集后，应在 2 小时内完成测试。

5．确证试验　①尿白蛋白的确证试验为磺基水杨酸法。②尿葡萄糖的确证试验为葡萄糖氧化酶定量法。③尿胆红素的确证试验为 Harrison 法。④尿白细胞、红细胞的确证试验为尿沉渣显微镜检查。

6．结果分析　分析检测结果要结合临床，必要时进行确证试验。

【讨论】

1．干化学尿液试带保存的条件有哪些？颜色很深的尿液，仪器结果是否可靠？

2．尿液中高浓度维生素 C，对干化学尿液分析的哪些项目产生怎样的影响？

实验十三　全自动尿液有形成分分析仪检查

【目的】

熟悉全自动尿液有形成分分析仪的原理、测定项目。

【原理】

1．流式细胞术尿液有形成分分析仪　结合半导体激光技术、鞘流技术和核酸荧光染色技术以及电阻抗原理。特异性的核酸荧光素染料能对尿液中相应有形成分进行染色，经激光照射后，有形成分发出荧光强度、散射光强度及电阻抗信号，捕获、接收、转换、综合分析这些信号，能得到红细胞、白细胞、上皮细胞、管型和细菌的定量数据，各种有形成分的散射图和红细胞、白细胞直方图，尿液中红细胞形态信息和病理性管型、小圆上皮细胞、结晶、酵母样细胞等信息。

2. 数字成像尿液有形成分分析仪

（1）静止数字影像拍摄技术尿液有形成分分析仪：利用机器视觉技术自动显微镜影像分析原理，自动完成样木的显微镜检查，对尿液有形成分进行检测。尿液标本以离心或自然沉淀的方法使有形成分沉降在一个专用的计数池内，仪器针对不同视野模拟人工镜检自动调焦，数字相机拍摄有形成分图像，识别软件采用神经网络算法，根据预先训练好的识别模板对图片中的每个定位目标自动分类，获得分析结果。

（2）流动式数字影像拍摄技术尿液有形成分分析仪：采用数字化流式形态学技术，主要有平板鞘流技术、高速摄像技术和人工智能神经网络识别技术。尿液样本进入流动室时，注射泵推动鞘液进入流动池，使样本在鞘液的包裹下以单层细胞层流经物镜镜头，仪器采用高速频闪光源，对运动中的有形成分连续摄影，利用数字成像和自动颗粒识别分析技术，将图像中的单个粒子影像进行分割，提取其形态学特征，通过大小、对比度、形状、质地与自动识别系统中的模型进行多图像、多方位比对，实现对粒子的自动化识别。

【材料】

1. 仪器　全自动流式细胞术或数字成像技术尿液有形成分分析仪。

2. 试剂

（1）仪器配套的稀释液、鞘流液、染色液。

（2）质控品。

3. 标本　新鲜尿液 10ml。

【操作】

各种仪器操作步骤不尽相同，操作前应仔细阅读仪器说明书。

1. 开启电源　仪器开始自检过程。

2. 本底检测和质控　自检无误后，仪器自动充液并进行液体本底测试。本底检测通过后，进行高、低两个浓度水平的质控检测。

3. 标本检测　质控在控方可进行样品测试，测试方式可选择自动或手动两种方式。如选择手动测试，把混匀的尿液标本置于进样口，按进样键，仪器完成测试过程。

4. 结果报告　综合有形成分仪器结果和干化学仪器结果，筛选异常标本进行人工显微镜复查，最后给出定量参数、提示参数等报告。

【注意事项】

1. 环境要求　温湿度应符合仪器相关要求，且远离电磁干扰。

2. 仪器保养　开机前对仪器进行全面检查，包括试剂、各种装置、废液桶及打印纸状态等。每日关机前用 5% 次氯酸钠清洗剂清洗仪器管道系统，每个月清洗转动阀和漂洗池，每年检查、校正光学系统。

3. 标本要求　尿液标本如果出现明显的血尿，将会影响下一个标本的测定结果。尿液标本中若有较大的颗粒外来物，可引起仪器阻塞。对于流式细胞术尿液有形成分分析仪，如果尿液标本有防腐剂或荧光素，会降低分析结果的可靠性。

4. 结果分析　任何类型的尿液有形成分分析仪均不能完全取代人工显微镜镜检，应该制定显微镜复检规则并验证，假阴性率≤5%。

【讨论】

1. 为什么尿液有形成分分析仪只是一种筛选仪器?
2. 目前有哪几种原理、类型的尿液有形成分分析仪? 其主要优势分别是什么?

实验十四　尿液分析仪性能验证

一、干化学尿液分析仪性能验证

【目的】

掌握干化学尿液分析仪性能验证的方法。

【原理】

干化学尿液分析检测系统包括干化学尿液分析仪与其配套的试带,根据《尿液理学、化学和有形成分检验》(WS/T 229—2024),干化学尿液分析仪性能验证的内容至少包括:准确度、重复性、检出限和符合性[应包括阳性符合率和阴性符合率,至少评估隐血(或红细胞)、粒细胞酯酶(或白细胞)、葡萄糖、蛋白质和胆红素五项]等。

【材料】

1. 器材　干化学尿液分析仪。
2. 试剂　干化学尿液试带、质控品、工作标准液。
3. 标本　新鲜尿标本。

【操作】

仪器、试剂准备及标本检测方法参考本章实验十二　干化学尿液分析仪检查。验证方案参考文件《干化学尿液分析仪》(YY/T 0475—2011)。

1. 准确度　按表4-18配制标准溶液,重复检测3次。
2. 重复性　选取一份阳性标本,采用同批号试纸条重复检测20次。
3. 检测限　采用同批号试纸条,对每个项目第一个非阴性的量级测定20次。
4. 符合性　质控品每水平每天测定4次,连续检测5天。

【评价标准】

1. 准确度　检测结果与标示值同向相差不得超过1个量级,不得出现反向相差。阳性参考液不能出现阴性结果,阴性参考液不能出现阳性结果。
2. 重复性　≥90%。
3. 检测限　除了比重和pH外,所有检测结果不可为阴性。
4. 符合性　以20次的平均值作为靶值,与靶值相比:阴性不能为阳性,阳性不能为阴性,阳性结果相差不超过1个量级,符合率应符合临床诊断的要求。

【注意事项】

尿液分析仪性能验证前需确保仪器已经校准且运行正常,干化学尿液试带、质控品均在有效期内。

【讨论】

简述干化学尿液分析仪阴阳性符合率的评价标准。

表 4-18　尿液工作标准溶液的配制

试剂	成分
人工原尿	称取 20.0g 尿素、10.0g 氯化钠、1.0g 肌酐、2.0g 氯化钾、40mg 维生素 C、3.5mg 食用色素柠檬黄，溶解后定容至 250.0ml
尿酸钠溶液	称取 0.75g 尿酸钠，溶解后定容至 500.0ml
560mmol/L 葡萄糖溶液	称取 25.222 5g 无水葡萄糖，溶解后定容至 250.0ml
10mmol/L 亚硝酸钠水溶液	称取 0.344g 亚硝酸钠，溶解后定容至 500.0ml
5mmol/L 尿胆原溶液	称取 0.485g 尿胆原冻干粉，溶解后定容至 500.0ml
0.1mmol/L 维生素 C 溶液	称取 1.761g 维生素 C，溶解后定容至 100.0ml
空白溶液	取人工原尿 25.0ml，尿酸钠溶液 18.0ml，缓冲液约 20.0ml，加入适量水使其约为 90ml，摇匀，然后边用 pH 计测量，边调节 pH 至 5.5，用氯化钠调密度至 1.005，加水至 100.0ml
1 号工作标准溶液	称取牛血清白蛋白 0.2g，8 000 个 /μl 白细胞溶液 5ml，5 000 个 /μl 红细胞溶液 3ml，560mmol/L 葡萄糖溶液 5ml，10mmol/L 亚硝酸钠水溶液 3ml，0.1mol/L 维生素 C 溶液 10ml，丙酮 0.1ml，2mmol/L 胆红素溶液 5ml，5mmol/L 尿胆原溶液 5ml，人工原尿 150.0ml，尿酸钠溶液 90.0ml，缓冲液 150.0ml，0.1mol/L 氢氧化钠溶液 50.0ml，摇匀，然后边用 pH 计测量，边加入 0.1mol/L 氢氧化钠溶液，使 pH 至 6.5，用氯化钠调密度至 1.015，加水至 1 000.0ml
2 号工作标准溶液	称取牛血清白蛋白 2.0g，8 000 个 /μl 白细胞溶液 25ml，5 000 个 /μl 红细胞溶液 30ml，560mmol/L 葡萄糖溶液 75ml，10mmol/L 亚硝酸钠水溶液 10ml，0.1mol/L 维生素 C 溶液 40ml，丙酮 0.6ml，2mmol/L 胆红素溶液 37.5ml，5mmol/L 尿胆原溶液 20ml，人工原尿 150.0ml，尿酸钠溶液 90.0ml，缓冲液 150.0ml，0.1mol/L 氢氧化钠溶液 50.0ml，摇匀，然后边用 pH 计测量，边加入 0.1mol/L 氢氧化钠溶液，使 pH 至 7.5，用氯化钠调密度至 1.025，加水至 1 000.0ml

二、尿液有形成分分析仪性能验证

【目的】

掌握流式细胞术尿液有形成分分析仪性能验证的方法。

【原理】

根据《临床血液与体液检验基本技术标准》（WS/T 806—2022），流式细胞术尿液有形成分分析仪性能验证至少包括精密度、携带污染率和可报告范围。

【材料】

1. 器材　尿液有形成分分析仪。

2. 试剂 仪器配套的稀释液、鞘流液、染色液和质控品。

3. 标本 细胞浓度为 5 000 个 /μl 的尿液样本,生理盐水。

【操作】

仪器、试剂准备及标本检测方法参考实验十三 全自动尿液有形成分分析仪检查。验证方案参考《临床化学定量检验程序性能验证指南》(CNAS-GL037:2019),《临床检验定量测定项目精密度与正确度性能验证》(WS/T 492—2016)。

1. 精密度 精密度验证应包括重复性和中间精密度。可采用新鲜的样本或质控品。

(1)重复性:取新鲜尿样本,重复测定 10 次,计算均值、标准差和变异系数。

(2)中间精密度:取 2 个水平质控品,每个样本重复检测 3～5 次,连续检测 5 天,计算均值、标准差和变异系数。

2. 携带污染率 取细胞浓度为 5 000 个 /μl 的尿液样本和生理盐水。先对 5 000 个 /μl 的尿液样本连续检测 3 次,检测结果分别为 i_1、i_2、i_3;紧接着对生理盐水连续检测 3 次,检测结果分别为 j_1、j_2、j_3,按照下列公式计算携带污染率:

$$携带污染率 = \frac{j_1 - j_3}{i_3 - j_3} \times 100\%$$

3. 线性区间验证

(1)样本准备:样本基质应与待检临床试验样本相似,不可采用含有对测定方法具有明确干扰作用物质的样本,在已知线性区间内选择 5～7 个浓度水平,应覆盖定量限(低限和高限)。高低值样品上机检测后,得到的检测结果作为其相应的预期值。再根据高低值样品的不同体积(Volume,V)比制备不同浓度的样品,同时计算其预期值(表 4-19 为 5 个浓度水平示例)。

表 4-19 线性实验样本制备表

样本号	1	2	3	4	5
低值尿液(V)	4	3	2	1	0
高值尿液(V)	0	1	2	3	4
预期值	仪器检测值	计算值	计算值	计算值	仪器检测值

(2)验证方法:每个浓度水平的样本重复测定 3～4 次。所有样本应在一次运行中或几次间隔很短的运行中随机测定,最好在 1 天之内完成。

(3)数据分析:分别计算每个样本检测结果的均值,排除离群值。

(4)结果统计:以 x 轴表示各实验样品的预期值,以 y 轴表示各实验样品的实测值,将所有实验结果作图,用直线回归统计对数据作处理,得直线回归方程 $y=ax+b$ 及相关系数 r。

4. 可报告范围的确定 以方法性能标示的总误差或不确定度为可接受界值,从低值样本结果数据中选取总误差或不确定度等于或小于预期值的最低浓度水平作为可报告范围低限。选取还原浓度与理论浓度的偏差(%)等于或小于方法预期偏倚值时的最大稀释倍数为方法推荐的最大稀释倍数,测量区间的高限与最大稀释倍数的乘积为该方法可报告范围的高限。可报告范围高限的确定应考虑临床需求。

【评价标准】

1. 精密度

（1）红、白细胞：>40/μl 时，<10.0%；≤40/μl 时，<15.0%。

（2）上皮细胞：<30.0%。

（3）管型：<40.0%。

（4）细菌：<20.0%。

2. 携带污染率　≤0.05%。

3. 线性范围判断标准　红细胞、白细胞、上皮细胞、管型、细菌：斜率（a）为 1±0.05，相关系数（r）≥0.975。

【注意事项】

评价前需确保仪器已经校准且运行正常、试剂在有效期内，尿液标本新鲜。

【讨论】

简述尿液有形成分分析仪携带污染率评价的意义。

（章海斌　王　婷　廖　林　张丽霞　胡志坚）

第五章 粪便检验

实验一 粪便理学检查

【目的】

掌握粪便标本的留取要求和理学检查的方法。

【原理】

肉眼观察粪便的颜色、性状、有无寄生虫虫体和异物等。

【材料】

1. **器材** 一次性带盖粪便标本盒、竹签。
2. **标本** 新鲜粪便标本。

【操作】

1. 打开装有新鲜粪便的一次性标本盒盖，仔细观察粪便的颜色、形状和硬度等性状。
2. 仔细观察粪便有无异常成分，如黏液、脓血、寄生虫、结石等。
3. 必要时用竹签挑取粪便内、外多处进行肉眼仔细观察，或将粪便过滤后检查有无寄生虫、结石等。

【参考区间】

1. **成人** 成形的软便，黄褐色，特殊臭味，无脓血、黏液及寄生虫等病理成分。
2. **婴儿** 稀软、糊状，黄绿色或金黄色，特殊臭味，无脓血、黏液及寄生虫等病理成分。

【注意事项】

1. 盛粪便的容器必须是洁净、干燥、不渗漏、无吸水性的一次性有盖容器，并有明确标记。取粪便的竹签应干燥、洁净，长短适宜。

2. 粪便留取的量一般为指头大小（约 5g），血吸虫毛蚴孵化留新鲜粪便应不少于 30g。

3. 挑取有脓、血、黏液等病理成分处的新鲜粪便于便盒内立即送检，如无病理成分，可从粪便内、外多处取材。注意粪便中不能混入其他杂质。

4. 检查寄生虫时应注意 ①蛲虫卵：子夜或清晨排便前在肛周皱襞处用软黏拭子采集标本，立即送检。②阿米巴滋养体：应取含脓血的稀软粪便，立即送检。冬季需采取保温措施以利检出。③检查寄生虫虫体及虫卵计数，可用清洁、无尿液污染的便盆收集 24 小时粪便送检。④原虫和某些蠕虫有周期性排卵现象，对疑为寄生虫感染又未检出阳性者，应连续送检 3 天，以免漏诊。

5. 由于粪便中可能含有各种病原微生物，故标本的采集、运送、检查和处理需遵循实验室生物安全原则,注意个人防护,使用过的物品按相应要求处理,并记录。

6. 生理状态下,粪便的颜色、形状、硬度与粗细、气味等性状常受食物的种类与性质影响,应注意与病理状态鉴别。

【讨论】

1. 粪便标本理学检查的注意事项有哪些?

2. 粪便理学检查中黏液、脓血、寄生虫虫体等病理成分检出率低的可能原因是什么?

实验二　粪便显微镜检查

一、直接涂片法

【目的】

掌握粪便直接涂片法的显微镜检查方法。熟悉粪便中各种病理成分的形态特点。了解常见植物细胞、植物纤维、植物种子、花粉的鉴别。

【原理】

用生理盐水与粪便混合后涂成薄片,在显微镜下观察粪便中各种细胞、真菌、寄生虫虫卵、食物残渣、结晶等有形成分。

【材料】

1. **器材**　显微镜、竹签、载玻片、盖玻片、一次性带盖粪便标本盒。

2. **试剂**　生理盐水、苏丹Ⅲ溶液、碘液、乙酸等。

3. **标本**　新鲜粪便标本。

【操作】

1. 取生理盐水 1～2 滴滴于洁净的载玻片上。

2. 用竹签挑取约火柴头大小外观异常的粪便于生理盐水中,混匀后制成适宜大小的薄涂片,加盖玻片。

3. 先用低倍镜观察全片有无虫卵、原虫滋养体、包囊及食物残渣等可疑成分,再用高倍镜对其进行鉴别。

4. 高倍镜下观察至少 10 个视野,查找红细胞、白细胞、吞噬细胞、上皮细胞、脂肪滴等病理成分,记录数量。

5. 镜检结果报告方式　①寄生虫虫卵、原虫滋养体、包囊等以"查见"或"未查见"方式报告,如找到两种以上时应分别报告,并注明该虫卵数量,以低倍视野或高倍视野计算,建议逐步实施定量化报告。②各种细胞应写明名称,以最低数～最高数 /HPF、平均值 /HPF 等方式报告。③脂肪滴以脂肪球个数 /HPF 报告。④霍乱弧菌以"查见"或"未查见"穿梭样运动活泼的弧菌报告。

【参考区间】

1. 无红细胞,无或偶见中性粒细胞、巨噬细胞和上皮细胞。

2. 真菌极少见。无寄生虫、虫卵、原虫滋养体和包囊。

3. 可见少量食物残渣,如脂肪、肌纤维、植物细胞、植物纤维及食物充分消化后的无定形细小颗粒等,淀粉颗粒为阴性,脂肪滴很少见。

4. 可见少量结晶,如磷酸盐、草酸钙、碳酸钙结晶。

5. 可见较多正常菌群,其中球菌(革兰氏阳性)和杆菌(革兰氏阴性)比例大约为 1:10,成人以大肠埃希菌、厌氧杆菌、肠球菌等为主,约占 80%,婴儿粪便中主要为双歧杆菌、拟杆菌、葡萄球菌和肠杆菌等。

【注意事项】

1. **粪便标本送检** 采集后应立即送检,宜在 1 小时内(夏季)或 2 小时内(冬季)送检,以免因 pH 变化及消化酶作用导致有形成分破坏。特别是检查原虫滋养体时,应于排便后立即检查,冬季要注意保温。

2. **粪便涂片检查取材** 取材要有代表性,应挑取粪便有脓、血、黏液等外观异常的可疑部分;如无可疑之处,可从粪便表面、深处及粪端多处取材涂片。

3. **粪便涂片的制备** 涂片应均匀,厚度以能透视纸上字迹为宜;如拟检查寄生虫虫卵、包囊、滋养体和幼虫等,应涂厚片镜检,并制备多张涂片进行检查,以提高阳性率;镜检时应盖上盖玻片,以免污染物镜;涂片制备后立即镜检,以防涂片变干,影响有形成分的观察。

4. **涂片观察顺序** 镜检时按"城垛"式顺序进行观察,避免重复或遗漏。

5. **粪便成分鉴别** ①粪便中的细胞及寄生虫虫卵、原虫滋养体、包囊等应注意与植物细胞、植物纤维、植物种子、花粉等鉴别,必要时用瑞特染色鉴别。②对疑似有病理性成分、但生理盐水涂片镜检不能确认的标本,应根据疑似病理成分的特征采用不同方法进一步确认,如红细胞、真菌孢子和脂肪滴无法鉴别时,可加稀乙酸和苏丹Ⅲ进行鉴别。

【讨论】

1. 粪便显微镜检查中如何鉴别红细胞、真菌孢子和脂肪滴,白细胞、吞噬细胞与植物细胞、植物纤维?

2. 粪便显微镜检查中如何进行寄生虫虫卵、原虫滋养体、包囊与植物种子、花粉等鉴别?

二、虫卵及包囊浓聚法

【目的】

熟悉虫卵和包囊浓聚法的操作步骤。

【原理】

1. **沉淀法** 部分原虫包囊和蠕虫卵的比重大,可沉积于水底,有助于提高检出率。

2. **浮聚法** 利用比重大的液体使原虫包囊或蠕虫卵上浮,集中于液体表面,从而提高检出率。

3. **改良加藤厚涂片法** 通过过滤,定量板取样,用甘油-孔雀绿溶液浸泡的亲水性透明玻璃纸对粪便中蠕虫卵进行检测的方法。

【材料】

1. **器材** 竹签、纱布、离心管、涡旋振荡器、低速离心机、玻棒、小烧杯、一次性吸管、显微镜、载玻片、塑料定量板、刮棒、尼龙绢、亲水性透明玻璃纸。

2. **试剂** 蒸馏水、10%甲醛、生理盐水、鲁哥氏碘液、乙酸乙酯试剂、饱和盐水、透明液等。

3. **标本** 新鲜粪便标本。

【操作】

1. 沉淀法（以甲醛-乙酸乙酯沉淀法为例）

（1）用竹签将1.0～1.5g粪便加到含10ml甲醛液的离心管内，混匀成悬液。

（2）将悬液通过2层湿纱布过滤到另一离心管中，弃掉纱布。

（3）补充10%甲醛至10ml。

（4）加入3.0ml乙酸乙酯，塞上橡皮塞，剧烈振荡10秒。

（5）除去橡皮塞，以1 500r/min的转速离心2～3分钟。

（6）取出离心管，内容物分为4层：从上到下分别是乙酸乙酯层，脂性碎片层，甲醛层和沉淀物层。

（7）以竹签做螺旋运动，轻轻地搅动脂性碎片层后，将上面3层液体一次吸出，再将试管倒置至少5秒使管内沉淀物流出。

（8）混匀沉淀物（有时需加1滴生理盐水），取1滴悬液制片检查，也可作碘液制片。

（9）先以低倍镜检查，如需鉴别再用高倍镜检查，观察整个盖玻片。

2. 浮聚法（以饱和盐水浮聚法为例）

（1）取蚕豆大小粪便1块，放于小烧杯内，先加入少量饱和盐水，用玻棒充分混合。

（2）加入饱和盐水到液面略高于瓶口，以不溢出为止。用洁净载玻片覆盖瓶口，静置15分钟后，平执载玻片向上提，翻转后镜检。

3. 改良加藤厚涂片法

（1）取一张洁净的载玻片，编号。塑料定量板小孔朝上放置于载玻片中间。

（2）将尼龙绢平放在粪便上摊开，用刮棒轻压尼龙绢，使尼龙绢与粪便紧密贴合，再用刮棒在尼龙绢上方刮取粪便。

（3）将通过尼龙绢刮出的粪样填入定量板的中央孔中，直至填满刮平。

（4）垂直向上移去定量板，使粪样留在载玻片上。

（5）取一张浸透甘油-孔雀绿溶液的亲水性透明玻璃纸，覆盖在粪便上。取另一块洁净载玻片十字交叉地垂直均匀轻压粪样，使亲水性透明玻璃纸下的粪便均匀展开，不溢出载玻片，形成厚薄一致的圆形粪膜，直径约2cm。

（6）固定亲水性透明玻璃纸，将用于压粪样的载玻片轻轻平移取下，制好的改良加藤厚涂片放置在室温下使其透明，透明时间不宜超过2小时，镜检。

【参考区间】

阴性。

【注意事项】

1. 甲醛-乙酸乙酯沉淀法对钩虫卵、布氏嗜碘阿米巴包囊、蓝氏贾第鞭毛虫包囊和微小膜壳绦虫卵等的检查效果较差。

2. 饱和盐水浮聚法不适于检查吸虫卵和原虫包囊。

3. 粪膜透明后应及时镜检。若透明过度，薄壳虫卵易变形不易辨认，容易漏检或误判。

【讨论】

寄生虫虫卵不同浓聚法各有什么优缺点？

三、粪便沉渣自动分析仪检查法

【目的】

掌握粪便沉渣自动分析仪的工作原理和优点，了解其操作程序。

【原理】

粪便采集管中加注稀释液，混匀，过滤杂质后回收有形成分，沉渣通过液路进入镜检模块，内置显微镜对沉渣有形成分进行多层拍照和分析。

【材料】

1. **器材** 采集管、粪便沉渣自动分析仪。
2. **试剂** 稀释液、清洗液。
3. **标本** 新鲜粪便标本。

【操作】

按指示灯提示按钮，粪便沉渣自动分析仪将自动完成吸样、重悬浮、定量标本输送、自动冲洗全过程。

【参考区间】

同显微镜检查。

【注意事项】

1. 粪便标本的采集需"只采一平勺"，尽量选择含黏液、脓血的部位，不能混入尿液。

2. 硬便可能无法充分混匀，需补充显微镜镜检；水样便应增加取样量，必要时进行显微镜镜检，观察动力及病原微生物的运动情况。

【讨论】

粪便沉渣自动分析仪有哪些优点？

实验三 粪便隐血试验

一、邻联甲苯胺法

【目的】

掌握化学法（邻联甲苯胺法）粪便隐血试验的方法。

【原理】

利用血红蛋白中的含铁血红素有类似过氧化物酶的作用,可将供氢体(色原)中的氢转移给 H_2O_2 生成水(H_2O),供氢体脱氢(氧化)后形成发色基团而呈色。呈色的深浅可反映血红蛋白(出血量)的多少。本法使邻联甲苯胺氧化成邻甲偶氮苯而显蓝色,以检出微量的血红蛋白。

【材料】

1. 器材　粪便盒、竹签、消毒棉签或白瓷板。
2. 试剂　3%(V/V)过氧化氢溶液、10g/L 邻联甲苯胺冰乙酸溶液。
3. 标本　新鲜粪便。

【操作】

1. 取样　用竹签挑取少量粪便,涂在消毒棉签或白瓷板上。
2. 加试剂　在标本上滴加 10g/L 邻联甲苯胺冰乙酸溶液 2～3 滴,然后滴加等量的 3 % 过氧化氢溶液。
3. 立即观察结果　出现蓝色为阳性,蓝色深浅与出血量相关。

【参考区间】

阴性。

【注意事项】

1. 避免饮食等干扰　检查前 3 天内必须禁食动物肉、血、肝及富含叶绿素食物、铁剂、中药,以免产生假阳性。
2. 检查前需询问病史　①了解有无血尿或月经血混入而导致假阳性。②了解是否大量服用维生素 C 或具有还原作用的药物而引起假阴性。
3. 及时送检与检查　粪便标本应新鲜送检,及时检查,以免灵敏度减低。
4. 试验所用器材　①须十分清洁,不能沾染污染血液或脓液、铁、铜等物,以免导致假阳性。②器材(如试管、玻片、滴管等)应加热处理,以破坏污染的过氧化物酶。
5. 试剂　①3%H_2O_2 不稳定,长时间放置可致假阴性,试验前应检查试剂有效性,可于未染色的血片上滴加 3%H_2O_2,如产生大量泡沫表示该试剂有效。或滴加重铬酸钾硫酸液,显褐色即有效。②邻联甲苯胺溶液应置于棕色瓶内,保存于 4℃冰箱,可用 8～12 周,若由微黄色变为深褐色,应重新配制。
6. 规范检测　严格遵守试验操作规程,控制反应时间,至少进行弱阳性和阴性水平质控。

【讨论】

1. 化学法粪便隐血试验的实验原理是什么?
2. 造成粪便化学法隐血试验假阳性和假阴性的原因可能有哪些?

二、单克隆抗体胶体金法

【目的】

掌握粪便隐血试验单克隆抗体胶体金法。

【原理】

将胶体金与羊抗人血红蛋白（Hb）单克隆抗体和无关的鼠IgG均匀地吸附在特制的乙酸纤维膜上，形成一种有标记抗体的胶体金物质，再将羊抗人Hb多抗和羊抗鼠IgG抗体血清分别固定在特制的纤维素试带呈上下排列的两条线，检测时，将试带浸入粪悬液中，悬液通过层析作用沿着试带上行。如粪便中含有Hb，在上行过程中与胶体金标记羊抗人Hb单抗结合，待行至羊抗人Hb多抗体线时，形成金标记抗人Hb单抗-粪Hb-羊抗人Hb多抗复合物，在试带上显现1条紫红色线，为阳性；试带上无关的金标记鼠IgG随粪便悬液上行至羊抗鼠IgG处时，与之结合形成另1条紫红色线，为试剂质控阴性对照线。

【材料】

1. **器材**　一次性粪便盒、竹签、一次性小塑料杯。
2. **试剂**　商品化试剂盒、蒸馏水。
3. **标本**　新鲜粪便。

【操作】

1. 在小塑料杯中加入0.5ml蒸馏水。
2. 加入粪便50～100mg，调成混悬液。
3. 将试带反应端浸入混悬液中，5分钟内观察试带上颜色变化。
4. 结果判断　出现2条紫红色线为阳性，仅出现1条质控线为阴性。无质控线为试剂条失效。

【参考区间】

阴性。

【注意事项】

1. 可导致假阳性结果的情况　健康人或某些患者服用阿司匹林或刺激胃肠道的药物后可造成假阳性。

2. 可导致假阴性结果的情况

（1）试剂盒保存不当、过期失效或直接使用低温（15℃以下）保存的标本进行试验，可出现假阴性结果。

（2）消化道出血常呈间断性，建议连续检查3次（适用时），每次采集粪便2个部位置于同一容器中送检，不可使用直肠指检标本。

（3）粪便在高温、潮湿、放置过久的情况下血红蛋白被细菌分解，可造成假阴性结果。

（4）消化道大量出血时，粪便外观明显呈柏油样或肉眼血便，隐血却为阴性，是因为抗原过剩，抗原抗体不成比例，此为后带现象，即假阴性。此时应将标本稀释50～100倍，重复此方法或用化学法复检。

3. 严格按照试剂盒的说明书操作，严格控制反应时间，防止结果误判。

4. 本法只能作为筛查或辅助诊断用，不能替代胃肠镜和X线检查。

5. 上消化道出血患者有时因血红蛋白经肠道消化酶降解变性而不具有原来的免疫原性，故此法主要用于检测下消化道出血。

【讨论】

1. 单克隆抗体胶体金法粪便隐血试验的原理是什么？
2. 造成单克隆抗体胶体金法粪便隐血试验假阳性和假阴性的可能原因有哪些？

实验四　粪便沉渣自动分析仪性能验证

【目的】

熟悉粪便沉渣自动分析仪的性能评价指标及评价方法。

【原理】

依照医药行业标准《自动粪便分析仪》（YY/T 1745—2021）中推荐的方法对粪便沉渣自动分析仪的检出率、重复性、携带污染、检出符合率进行评估，以保证粪便中的病理有形成分准确检出。

【材料】

1. **器材**　粪便沉渣自动分析仪、粪便采集管等。
2. **试剂**　仪器配套稀释液、清洗液等。
3. **标本**　新鲜粪便、适当浓度的有形成分参考物质（如细胞的质控品、校准品）或新鲜 EDTA 全血标本。按一定浓度梯度制备模拟样本，具体参见《自动粪便分析仪》（YY/T 1745—2021）附录 A 模拟标本配制方法。

以预稀释至 RBC= $4.0 \times 10^5/\mu l$（原液）的浓度为例，配制各浓度模拟标本方法见表 5-1。

表 5-1　模拟样本配制方法

模拟样本浓度 /（个 /μl）	配制方法	稀释倍数	浓度代码
5 000	原液 500μl+ 生理盐水 39 500μl	80	A
200	A 液 1 000μl+ 生理盐水 24 000μl	25	B
50	A 液 200μl+ 生理盐水 19 800μl	100	C
10	B 液 1 000μl+ 生理盐水 19 000μl	20	D

【操作】

1. **检出率**　检测浓度约为 10 个 /μl 的模拟样本 20 次，统计结果>0 的次数（N），计算检出率 $Dr = \dfrac{N}{20} \times 100\%$。

2. **重复性**　检测浓度约为 50 个 /μl 和 200 个 /μl 的模拟样本各 20 次，计算变异系数 $CV = \dfrac{s}{\bar{x}} \times 100\%$。

3. **携带污染率**　检测浓度约为 5 000 个 /μl 的模拟样本 3 次，结果为 i_1, i_2, i_3，接着检测生理盐水 3 次，结果为 j_1, j_2, j_3。计算携带污染率 $C_i = \dfrac{i_1 - j_3}{i_3 - j_3} \times 100\%$。

4. 检出符合率 采集临床粪便 N 例（$N \geq 200$，其中阳性标本比例$\geq 30\%$），分别用分析仪和人工显微镜检验，检出阳性标本 N_p 例，计算阳性检出率 $P_r = \dfrac{N_p}{N} \times 100\%$。检出符合率

$$Cr = \frac{P_{r仪器}}{P_{r人工}} \times 100\% 。$$

【参考区间】

各评价指标应满足表 5-2 性能要求。

表 5-2 粪便沉渣自动分析仪性能评价标准

评价指标	性能要求
检出率	$\geq 90\%$
重复性	有形成分浓度为 $50 \sim 200$ 个 /μl，$CV \leq 20\%$； 有形成分浓度 >200 个 /μl，$CV \leq 15\%$
携带污染率	$\leq 0.05\%$
检出符合率	$\geq 80\%$

【注意事项】

1. **性能评价时机** ①新仪器安装后；②仪器严重故障，主要部件更换后；③仪器远距离搬动后；④固定评价周期。

2. **样本混匀** 模拟样本上机前需充分混匀，但不宜太剧烈以免破坏细胞。

3. **及时检测** 若以新鲜全血配制模拟样本，尽量在 4 小时内完成测试，以免细胞变形。

4. **检出符合率评价** 如临床标本阳性比例低于 30%，可增加标本收集并删除部分阴性标本。

【讨论】

粪便沉渣自动分析仪性能评价的临床意义是什么？

（付 阳）

第六章 阴道分泌物检查

实验一 阴道分泌物检查

一、阴道分泌物理学检查

【目的】

掌握阴道分泌物理学检查的内容和方法。

【原理】

通过理学方法对新鲜阴道分泌物进行检查,观察其颜色与性状,检测其pH。

【材料】

1. **器材** 精密pH试纸。
2. **标本** 新鲜阴道分泌物。

【操作】

1. **肉眼观察** 仔细观察阴道分泌物的颜色和性状,颜色以无色、白色、红色、黄色或黄绿色等表示,并报告;性状以稀糊状、透明黏性、脓性、血性、水样、奶油状或豆腐渣样等表示,并报告。

2. **pH测定** 用pH试纸检测阴道分泌物的酸碱度,记录其pH,并报告。

【参考区间】

白色稀糊状,与生殖器官充血和雌激素水平有关,近排卵期时清澈透明、稀薄,排卵期2~3天后浑浊、黏稠;pH 3.8~4.5。

【注意事项】

1. 标本采集前24小时内禁止性交、盆浴、阴道灌洗及局部用药等,以免影响检查结果。
2. 标本采集所用器具必须清洁干燥,无菌、无化学药品或润滑剂等。
3. 月经期间不宜进行阴道分泌物检查。
4. 标本采集后要防止污染。
5. 阴道分泌物的性状易受取样和运送的影响,难以在实验室判断,建议以临床医生进行妇科检查为宜。
6. 宫颈黏液、精液、血液或预湿拭子会影响阴道分泌物的pH。

【讨论】

1. 阴道分泌物理学检查的操作注意事项有哪些?

2.阴道分泌物的性状和颜色可有哪些异常改变？其临床意义是什么？

二、阴道分泌物显微镜检查

【目的】

掌握阴道分泌物显微镜检查的内容和方法。

【原理】

1.湿片法　应用显微镜对阴道分泌物湿片进行检查，观察其清洁度和有无阴道毛滴虫、真菌。

2.染色法　进行革兰氏染色，显微镜下观察阴道细菌形态、数量、比例，有无线索细胞、革兰氏阴性双球菌等。

【材料】

1.器材　消毒棉签、试管、载玻片、显微镜、盖玻片（18mm×18mm）。

2.试剂　生理盐水、10% KOH 溶液、革兰氏染液。

3.标本　新鲜阴道分泌物。

【操作】

1.分泌物涂片制备

（1）湿片制备：可按需向试管滴加约 0.5ml 生理盐水洗脱阴道拭子制成悬浊液，或直接滴加 1～2 滴生理盐水至洁净载玻片上，再将拭子放在溶液中混合，制成厚薄适宜的涂片，以能透视纸上字迹为宜，盖上盖玻片待检。

（2）干片制备：直接将阴道拭子均匀涂布在洁净的玻片上，制成厚薄适宜的涂片，待自然晾干后，利用酒精灯快速烘干固定。

2.显微镜镜检

（1）湿片镜检

1）低倍镜观察：在低倍镜下快速浏览全片，评估涂片质量。

2）高倍镜观察：至少选择 10 个高倍镜视野，镜下观察上皮细胞、杆菌、球菌、白细胞并按阴道清洁度分级标准（表 6-1）进行分析，同时观察是否存在线索细胞、阴道毛滴虫、真菌等病原微生物。

表 6-1　阴道分泌物清洁度判断标准

清洁度分级	杆菌	球菌	白细胞或脓细胞 /（个 /HPF）	上皮细胞
I	多	无	0～5	满视野
II	中	少	>5～15	1/2 视野
III	少	多	>15～30	少量
IV	—	大量	>30	—

（2）干片镜检：进行革兰氏染色或根据临床需求和病原微生物特点选择其他染色方法进行染色，待玻片干燥后镜检。

3.结果报告

（1）清洁度：以 I ～IV级进行报告，其分级标准见表 6-1。

（2）白细胞：以半定量的方式进行报告，推荐报告方式：最低数～最高数/HPF。

（3）病原微生物：阴道毛滴虫、线索细胞、真菌或寄生虫等以定性结果报告，镜下查见该病原微生物则报告"检出"，否则为"未检出"。若查见真菌，应报告具体形态为孢子、芽生孢子或假菌丝。

【参考区间】

清洁度Ⅰ～Ⅱ级，无滴虫，不见或偶见真菌，乳酸杆菌为6～30个/HPF或>30个/HPF，无致病菌和特殊细胞。

【注意事项】

1. 标本必须新鲜，所用器材必须干净，生理盐水务必新鲜配制，防止污染。

2. 涂片应均匀平铺，不能聚集成滴状。应及时检测，注意观察速度以防涂膜干燥。

3. 检查滴虫、真菌时，应先用低倍镜观察全片（至少观察20个视野）。如发现疑似滴虫、真菌时，再转高倍镜鉴别确认。

4. 可采用生理盐水悬滴法提高阴道毛滴虫的检出率，涂片时避免在载玻片上做过多的来回搅动，以防止损伤阴道毛滴虫的鞭毛。冬季进行滴虫检查时应注意保温。

5. 可于湿片中滴加1～2滴10% KOH溶液，使其快速溶解细胞、阴道毛滴虫和黏液丝等有形成分，以提高真菌检出率。

6. 对可疑或与临床诊断不符的标本湿片检查阴性时，应再做革兰氏或Wright染色，一次阴性不能排除诊断。

【讨论】

1. 阴道分泌物清洁度的分析依据是什么？其分级判断标准是什么？

2. 真菌、阴道毛滴虫在显微镜下有何形态特征？

实验二 细菌性阴道病检查

【目的】

掌握细菌性阴道病（BV）的检查方法。

【原理】

采用理学方法对阴道分泌物的外观进行观察，检测其pH；显微镜下观察有无线索细胞，并通过化学方法检测厌氧菌代谢产物，使其产生氨味或鱼腥样气味。

【材料】

1. **器材** 载玻片、棉拭子、显微镜、试管、精密pH试纸。

2. **试剂** 10% KOH、革兰氏染液。

3. **标本** 新鲜阴道分泌物。

【操作】

1. **观察性状** 取新鲜阴道分泌物，观察其性状。

2. **pH 测定** 用 pH 试纸检测阴道分泌物的酸碱度,记录其 pH,并报告。

3. **胺试验** 取 1 滴阴道分泌物滴于玻片上,再加 1 滴 10% KOH,如立即闻到氨味或鱼腥样气味,即胺试验阳性。

4. **线索细胞检查** 制备湿片,在低倍镜下快速浏览全片后,转高低镜下至少观察 10 个视野。

5. **革兰氏染色** 制备阴道分泌物干片后作革兰氏染色,低倍镜观察整个涂片的染色情况,再用油镜观察不同细菌的形态类型,按照表 6-2 阴道分泌物涂片 Nugent 评分标准(诊断 BV 的"金标准")进行量化和评估,并计算总积分。

表 6-2　细菌性阴道病的 Nugent 评分标准

评分	乳酸杆菌	阴道加德纳菌和类杆菌	染色不定弯曲小杆菌
0	++++	0	0
1	+++	+	+ 或 ++
2	++	++	+++ 或 ++++
3	+	+++	−
4	0	++++	−

注:评分标准基于 1 个油镜视野下细菌的平均数量,总得分 = 乳酸杆菌评级 + 阴道加德纳菌及其他类杆菌评级 + 弯曲杆菌评级。0,未见细菌;+,<1 个细菌 / 视野;++,1~4 个细菌 / 视野;+++,5~30 个细菌 / 视野;++++,>30 个细菌 / 视野;−,无该等级标准。

6. **结果判断**

(1)Amsel 标准:Amsel 法是细菌性阴道病的诊断标准,以下 4 项指标中,满足至少 3 项即可诊断:①阴道分泌物性状为灰白色、均质、稀薄;②分泌物 pH>4.5;③胺试验阳性;④湿片镜检中,线索细胞数量>20% 的阴道上皮细胞总量。

(2)Nugent 评分标准:总评分 0~3 分为正常、4~6 分为中间型 BV,≥7 分即可诊断 BV。

【参考区间】

pH 4.0~4.5,胺试验阴性,线索细胞阴性,Nugent 评分:0~3 分。

【注意事项】

标本应新鲜并及时送检,在 1 小时内检查完毕。

【讨论】

细菌性阴道病的诊断标准是什么?

(韩　峰)

第七章 精液与前列腺液检查

实验一 精液检查

一、精液理学检查

【目的】

掌握精液理学检查的内容和方法。

【原理】

通过理学方法检查精液的外观、量、黏稠度和液化时间，并检测其pH。

【材料】

1. **器材** 一次性有刻度的精液专用量杯或玻璃小量筒、滴管、37℃温箱、pH试纸（pH 6.0～10.0）或pH计、计时器。

2. **标本** 一次性新鲜排出的全部精液。

【操作】

1. **外观观察** 肉眼观察精液自行液化前、后的颜色和透明度，并分别记录和报告。

2. **液化时间测定**

（1）滴管法：将盛精液的容器置于37℃水浴中，每隔5～10分钟用口径较细的滴管吸取精液，若精液很容易被吸取且未见未完全液化的精液条索，记录时间。

（2）肉眼观察法：将盛精液的容器置于37℃水浴中，每隔5～10分钟倾斜容器进行观察，直至精液由胶冻状变为均匀流动状液体时，记录时间。

（3）尼龙网袋法：取精液1ml，倒入孔径为37μm的尼龙网袋中，将袋置于37℃保温的带刻度烧杯内，每5～10分钟将袋提起，当测量瓶中精液的体积为1ml时，记录时间。

3. **精液量的测定** 可采用称重法和直接测量法进行精液的体积评估，临床推荐称重法进行测量。

（1）称重法：将收集标本的广口瓶预称重（重量标在瓶身和瓶盖上），直接将标本留取到改良的广口瓶后进行称重，减去瓶重。根据样本重量计算体积，一般假定精液密度为1g/ml（范围：1.043～1.102g/ml）。

（2）直接测量法：待精液完成液化后，移入刻度试管或小量筒中测定全部精液量，记录精液毫升数（精确到0.1ml）并报告。

4. **黏稠度测定**

（1）滴管法：用Pasteur滴管吸入完全液化的精液，观察其依靠重力滴落的情况及拉丝长度。

（2）玻棒法：将玻棒插入完全液化的精液后提起，观察拉丝长度。

5. pH测定　用精密pH试纸或pH计测定其酸碱度，记录结果。

【参考区间】

1. 外观　灰白色或乳白色，不透明；久未射精者的精液可略带淡黄色。精液液化后呈半透明，稍有浑浊。

2. 液化时间　完全液化时间<60分钟。

3. 量　一次排精量2～6ml。

4. 黏稠度　①滴管法：呈水样，形成不连续小滴，拉丝长度<2cm。②玻棒法：拉丝长度<2cm。

5. 酸碱度　pH 7.2～8.0。

【注意事项】

1. 标本采集前2～7天应严格禁欲（无性交、无手淫、无遗精）。如需多次采集，每次禁欲天数应尽可能保持一致。3个月内至少检查2次，2次间隔应超过7天，但不超过3周。

2. 使用专用或指定的清洁干燥广口带刻度容器收集精液，送检容器必须注明被检者姓名和/或识别号（标本号或条形码）、采集日期和时间，并记录禁欲时间。

3. 推荐用手淫法采集精液标本。应收集射出的全部精液，并立即送检。冬季标本应在20～40℃保温送检。

4. 采集的精液若同时用于细菌培养，则必须无菌操作。

5. 收到标本后应立即观察标本液化时间。

6. 推荐称重法测量精液量，在接收到标本5分钟内完成。

7. 精液黏稠度检测应在精液完全液化后进行。

8. 精液pH测定应在液化30分钟以后进行，但不要超过1小时。

【讨论】

精液理学检查包括哪些内容？如何保证结果的可靠性？

二、精液显微镜检查

（一）精子计数

【目的】

掌握精液计数的方法和应用。

【原理】

新鲜液化精液经精子稀释液稀释后，充入改良牛鲍血细胞计数板，显微镜下计数一定范围内的精子数，再换算成每升精液中的精子数。

【材料】

1. 器材　小试管、刻度吸管、吸耳球、微量吸管、干脱脂棉、改良牛鲍血细胞计数板、盖玻片、显微镜。

2. **试剂** 精子稀释液（碳酸氢钠 5.0g，40% 甲醛 1ml，加蒸馏水至 100ml，待完全溶解过滤后备用）。

3. **标本** 新鲜精液标本。

【操作】

1. **稀释** 于小试管内加精液稀释液 0.38ml，再加入充分混匀的液化精液 20μl，立即混匀。

2. **充池** 充分混匀后，取稀释精液 1 滴充入计数板计数池内，湿盒 37℃保温静置 2～3 分钟。

3. **计数** 高倍镜下以精子头部作为基准，计数中央大方格内四角及中央共 5 个中方格内的精子数（N）。

4. **计算**

$$精子浓度（精子数 / L）= N \times 5 \times 10 \times 20 \times 10^6 = N \times 10^9$$
$$精子总数 = 精子数 /L \times 精液量（ml）\times 10^{-3}$$

【参考区间】

精子计数≥15×10^9/L；精子总数≥39×10^6/次射精。

【注意事项】

1. 精液标本必须完全液化，吸取前必须充分混匀标本，吸取量必须准确，计数板使用等注意事项同血细胞显微计数法。

2. 计数时以精子头部为基准，应计数结构完整的精子（有头和尾），有缺陷的精子（无头或尾）不计数在内，若数量多时应分开计数并记录。

3. 如每个中央中方格内精子<10 个，应计数 25 个中方格内精子数；如果在 10～40 个，应计数 10 个中方格精子数；如果>40 个，应计数 5 个中方格内精子数。

4. 同一份标本应重复 2 次稀释和计数，以减少计数误差。

5. 若出现异常结果，最好在 2～3 个月内间隔 2～3 周分别取 3 份或以上的精液检查。

6. 若直接涂片检查未发现精子，应将精液以 2 000r/min 的转速离心 15 分钟后取沉淀物检查，若仍无精子，方可报告"无精子"。

【讨论】

1. 试述精子计数的注意事项。
2. 精子稀释液的组成成分及其作用是什么？

（二）精子形态检查（改良巴氏染色法）

【目的】

掌握精子形态检查的方法和应用。

【原理】

将液化后的精液涂成薄片，经干燥和固定后进行巴氏染色，油镜下观察计数 200 个精子，计算正常形态精子百分率；观察有无异常精子，辨别其类型，并计算异常精子百分率及各种异常类型的百分率。

【材料】

1. **器材** 染色缸、载玻片、显微镜。
2. **试剂** 巴氏染液、香柏油、精子固定液(无水乙醇-乙醚为1∶1的混合液)。
3. **标本** 新鲜精液标本。

【操作】

1. **涂片** 取液化精液1滴(约10μl)于载玻片上,采用压拉涂片法或推片法制片,待干。
2. **固定染色** 将涂片浸入精子固定液固定5~15分钟后,行巴氏染色。
3. **显微镜检查** 油镜下至少观察200个精子,计数正常与异常形态的精子数量并以百分率报告。
4. **结果判断** 精子头部顶体染成淡蓝色,顶体后区域染成深蓝色,中段染成淡红色,尾部染成蓝色或淡红色,胞质小滴位于头部后面或中段呈绿色。

【参考区间】

正常形态精子≥4%(人类精液检查与处理实验室手册WHO第6版)。

【注意事项】

1. 若精子数>$10×10^9/L$,可直接涂片检查;若精子数<$10×10^9/L$,则应将精液以2 000r/min的转速离心15~20分钟后,取沉淀物涂片检查。
2. 涂片厚薄应适宜,以免影响着色效果。
3. 评价精子形态时,只有头、颈和尾部都正常的精子才正常,所有形态学处于临界状态的精子均列为异常。若精子有多种异常同时存在时,只需记录1种,并按头部、颈和中段、尾部异常的顺序进行记录。游离的精子头作为形态异常精子计数,但游离的精子尾不计入,以免重复。
4. 卷尾与精子衰老有关,衰老的精子不宜列入形态异常精子。
5. 在观察精子形态的同时应注意观察有无红细胞、白细胞、上皮细胞和肿瘤细胞等。
6. 注意观察有无未成熟的生精细胞,若发现,应计数200个生精细胞(包括精子),计算其未成熟生精细胞的百分率。

【讨论】

1. 精子形态检查的注意事项有哪些?
2. 异常精子形态有哪些?导致精子形态异常的因素可能有哪些?

(三)精子活动率和活力检查

【目的】

掌握精子活动率和精子活力检查的方法。

【原理】

将液化后的精液滴于载玻片上,显微镜观察精子的活动情况和运动状态,计算活动精子所占百分率;同时依据精子活力分级标准分析精子活动情况并进行分级。

【材料】

1. **器材** 显微镜、载玻片、盖玻片、玻棒或滴管。

2. **标本** 新鲜完全液化后的精液。

【操作】

1. **涂片** 取充分混匀的液化后精液 10μl 于载玻片上,加盖玻片,静置 1 分钟。

2. **计数** 在高倍镜下观察计数至少 5 个视野 200 个精子中有尾部活动的精子数,计算其百分率并报告结果。同时,对 200 个精子进行分级、计数,依据表 7-1,计算各级活力精子的百分率,并以精子总活力和前向运动百分率报告结果。

表 7-1 WHO 精子活力分级与评价(第 6 版)

分级	特点
快速前向运动(a 级)	速度≥25μm/s,精子运动活跃,呈直线或沿一大圆周运动,在 1s 内从始点至终点的轨迹至少为 25μm(或为尾部长度的一半)
慢速前向运动(b 级)	速度>5μm/s,但<25μm/s,精子运动活跃,呈直线或沿一大圆周运动,在 1s 内从始点至终点的轨迹为>5μm、但<25μm(或至少为 1 个头长、但小于尾部长度的一半)
非前向运动(c 级)	速度<5μm/s,缺乏前向性尾部运动的其他所有运动形式,如以小圆周泳动,尾部动力驱使头部从始点至终点的轨迹<5μm(为 1 个头长)
无运动(d 级)	精子没有尾部运动

【参考区间】

1. **精子活动率** 排精后 60 分钟内,精子活动率为 80%～90%(至少>60%)。

2. **精子活力** 精子前向运动(PR)率 =(a+b)≥30%;精子总活力(PR+NP)=(a+b+c) ≥42%(WHO 第 6 版 精子活力分级与评价)。

【注意事项】

1. 禁止采用安全套法采集精液标本。

2. 应尽量在精液液化后 30 分钟内完成检测,最大限度不能超 1 小时;宜在保温镜台上进行检查。

3. 标本完全液化后才能检查;涂片后尽快检查,防止精液干涸。

4. 检查用的精液量及盖玻片大小应当标准化(22mm×22mm),以保证分析的一致性。建议采用精液分析计数的专用工具,如 Makler 计数板。

5. 精液液化后,混匀标本、涂片,低倍镜初步观察有无精子及精子活动情况。若不见精子,2 000r/min 离心 15 分钟后取沉淀物检查,若 2 次涂片均无精子,此时无须做其他项目检查,直接报告为"无精子"。

6. 检查时可通过扩大观察视野和增加计数的精子数来提高结果准确性。

7. 若不活动精子过多(>75%),可能为死精症,但应采用体外精子活体染色技术法做进一步确证。

【讨论】

简述精子活动率和活力检查的注意事项有哪些?

（四）精子存活率的检查

【目的】

掌握精子存活率的检查方法。

【原理】

采用精子体外染色法，即用伊红 Y 或台盼蓝等染料对精子进行染色，显微镜下检查，活精子不着色，死精子因其细胞膜破损，失去屏障作用，易于着色。根据精子着色与否判断精子死活情况，从而计数活精子所占比例。

【材料】

1. **器材** 显微镜、滴管、载玻片、盖玻片。
2. **试剂** 5g/L 伊红 Y 染色液：伊红 Y 0.5g，加 9g/L 生理盐水至 100ml。
3. **标本** 新鲜精液标本。

【操作】

1. **湿片法** ①制片染色：取液化精液和伊红 - 苯胺黑染液各 1 滴或各 10μl 滴于载玻片上，混匀，加盖玻片，放置 30 秒。②镜检计算：高倍镜下观察 200 个精子，计数不着色精子，计算其百分率。以精子存活率 XX% 报告结果。

2. **干片法** 取液化精液和伊红 - 苯胺黑染液各 1 滴或 10μl 滴于载玻片上，混匀，1 分钟后推成薄片，自然干燥后，同湿片法镜检计算。

【参考区间】

存活率≥54%（WHO 第 6 版）。

【注意事项】

同精子活动率与活力检查。

【讨论】

1. 简述精子活动率、活力和存活率下降原因及其与男性生育能力和生殖系统疾病的关系。
2. 影响精子活动率和活力的因素可能有哪些？

（五）精子凝集的检查

【目的】

掌握精子凝集的检查方法。

【原理】

精液制成湿片后，在显微镜下观察精子凝集类型和分级。

【材料】

1. **器材** 显微镜、滴管、载玻片、盖玻片。
2. **标本** 新鲜精液标本。

【操作】

1. **制片** 充分混匀液化精液后，立即取 10μl 置于载玻片，覆以 22mm×22mm 的盖玻片静置,盖玻片的重量使标本散开,形成厚度约为 20μm 的涂片。

2. **镜检** 显微镜下观察,记录主要的凝集类型和分级。

【参考区间】

正常无凝集。

【注意事项】

1. 应在充分混匀标本后立即取样,以免精子在悬浮液中沉降。

2. 精子凝集需在湿片下观察,涂片厚度约为 20μm,有利于精子自由游动。避免在盖玻片和载玻片之间形成气泡。

3. 不活动精子之间,活动精子与黏液丝、非精子细胞与细胞碎片之间黏附在一起,为非特异性聚集,而非凝集,需注意两者间的区别。

【讨论】

简述精子凝集分级的标准。

实验二　前列腺液检查

一、前列腺液理学检查

【目的】

掌握前列腺液理学检查的内容和方法。

【原理】

通过理学检查方法进行前列腺液颜色、性状检查、pH 检测。

【材料】

1. **器材** 载玻片、精密 pH 试纸或 pH 计。
2. **标本** 新鲜前列腺液。

【操作】

1. **外观观察** 肉眼观察,颜色以乳白色、黄色或红色等报告;透明度以稀薄、浑浊、黏稠或脓性黏稠报告。

2. **测定 pH** 用精密 pH 试纸或 pH 计测定前列腺液的酸碱度,并记录 pH。

【参考区间】

白色、稀薄、不透明而有光泽;pH 为 6.3～6.5。

【注意事项】

1. 检查前 72 小时内应避免性生活。

2. 标本少时可直接涂于载玻片上,量多时应弃去第 1 滴前列腺液。如采集未成功时,可重复按摩一次,但不可强求收集。

3. 标本采集后应立即送检，以免干涸。

【讨论】

前列腺液理学检查有何临床意义？

二、前列腺液显微镜检查

【目的】

掌握前列腺液显微镜检查的方法和内容。

【原理】

将前列腺液涂片后，非染色直接涂片法或染色法进行显微镜检查，在显微镜下观察其有形成分的种类和数量。

【材料】

1. 器材　载玻片、盖玻片、显微镜。

2. 试剂　乙醚 - 乙醇固定液（乙醚 49.5ml、95% 乙醇 49.5ml 和冰乙酸 1ml 混匀）、Wright-Giemsa 染液、H-E 染液或巴氏染液。

3. 标本　新鲜前列腺液。

【操作】

1. 非染色直接涂片法

（1）制备涂片：取新鲜前列腺液 1 滴于载玻片上，加盖玻片。

（2）显微镜观察：低倍镜下观察全片及有形成分的分布情况；高倍镜下连续观察 10 个视野内有形成分的种类、形态和数量，并报告结果。

（3）报告方式

1）磷脂酰胆碱小体：按照"+～++++"方式报告（+，占高倍视野 1/4；++，占高倍视野 1/2；+++，占高倍视野 3/4；++++，高倍镜下满视野均匀分布），若未发现磷脂酰胆碱小体则报告为"未见磷脂酰胆碱小体"。

2）细胞：白细胞、红细胞、前列腺颗粒细胞均按照"××/HPF"方式报告。

2. 涂片染色法

（1）固定涂片：将常规制备的前列腺液涂片，干燥后置于乙醚 - 乙醇固定液中固定 10 分钟。

（2）染色：自然干燥后，根据检查目的不同进行染色。

（3）显微镜观察：先用低倍镜观察全片，再用高倍镜观察各种有形成分及其形态变化（特别是肿瘤细胞），并报告。

【参考区间】

磷脂酰胆碱小体：多量，均匀分布满视野 /HPF；白细胞：<10 个 /HPF；红细胞：偶见，<5 个 /HPF；前列腺颗粒细胞：<1 个 /HPF。

【注意事项】

1. 涂片应均匀，厚薄适宜。

2. 若采集标本时压迫到精囊，可在前列腺液中检出精子，应在结果中报告。

3.对有形成分较少或标本量较少的标本,应扩大观察视野。

4.非染色直接涂片法发现较大的、形态异常的细胞时,应进行染色检查。

5.1次采集标本失败或检验结果阴性,但临床症状典型者,可于3~5天后再次取材检验。

6.其他注意事项与理学检查相同。

【讨论】

前列腺液显微镜检查有何临床意义?

(韩 峰)

第八章　脑脊液检验

实验一　脑脊液理学检查

【目的】

掌握脑脊液理学检查的内容与方法。

【原理】

用肉眼观察脑脊液颜色、透明度和凝固性。

【材料】

1. **器材**　无菌试管、试管架等。

2. **标本**　新鲜脑脊液。

【操作】

1. 肉眼观察

（1）颜色：在自然光下观察脑脊液的颜色。

（2）透明度：在黑色背景下观察脑脊液的透明度。

（3）凝固性：倾斜试管，观察脑脊液有无凝块或薄膜。

2. 结果报告

（1）颜色：分别以无色、乳白色（米汤样）、红色、暗红色、黄色、绿色、褐色或黑色等如实报告所观察的结果。

（2）透明度：分别以清晰透明、微浑、浑浊等如实报告所观察的结果。

（3）凝固性：分别以有无凝块、有无沉淀、有无薄膜等如实报告所观察的结果。

【参考区间】

无色或淡黄色；清晰透明；放置后无凝块、无沉淀和薄膜形成。

【注意事项】

1. 标本

（1）采集标本后应在室温条件下立即送检，标本久置可导致细胞破损、标本凝固等。

（2）若能采集足量标本，应将其分装至3支无菌试管，每管标本量不少于2ml为宜。一般无须使用抗凝剂。第1管用于化学或免疫学检查；第2管用于微生物检查；第3管用于理学检查、细胞计数和分类计数等。若第1管混有穿刺出血，不可用于以蛋白质检查作为主要依据的疾病诊断（如多发性硬化症）。

2. 观察颜色和透明度　光线、背景要适宜，对颜色和透明度改变不明显的标本，应在日灯光下衬以白色或黑色背景仔细观察,标本应混匀。

3. **观察凝块或薄膜** 疑为结核性脑膜炎时,标本应在 2～4℃环境中静置 12～24 小时,再观察脑脊液表面有无薄膜或纤细凝块形成。疑为化脓性脑膜炎,可将脑脊液在常温下放置 1～2 小时,再观察脑脊液表面有无薄膜、凝块或沉淀。

【讨论】

1. 脑脊液标本采集、运送和处理应注意哪些问题?

2. 常见脑、脑膜疾病时脑脊液的颜色、透明度和凝固性可能有哪些异常改变? 试述其临床诊断价值。

实验二 脑脊液细胞学检查

一、手工法细胞计数与分类计数

【目的】

掌握脑脊液细胞手工法计数与分类计数的方法和结果报告内容。

【原理】

1. **细胞计数** 脑脊液直接或经相关稀释液等处理后,使用标注容积的血细胞定量计数板(比如改良牛鲍血细胞计数板)进行细胞计数,包括红细胞计数、白细胞计数。计数一定范围内的相关细胞数,经换算即可求出每升脑脊液标本中的红细胞数、白细胞数。

2. **细胞分类计数** 白细胞计数后在高倍镜下依据有核细胞形态特征进行分类,或涂片采用 Wright 或 Wright-Giemsa 染色后,在油镜下分类。

【材料】

1. **器材** 试管、试管架、微量吸管、刻度移液管、乳胶吸头、改良牛鲍血细胞计数板、显微镜等。

2. **试剂**

(1)生理盐水或红细胞稀释液。

(2)3% 冰乙酸或白细胞稀释液。

(3)Wright 或 Wright-Giemsa 染色液。

3. **标本** 新鲜脑脊液。

【操作】

1. **红细胞计数**

(1)直接计数法

1)充池:将标本混匀,用微量吸管吸取脑脊液,并直接充入改良牛鲍血细胞计数板的上、下 2 个计数室内,静置 2～3 分钟。

2)计数:高倍镜下计数 2 个计数室四角及中央共 10 个大方格内的红细胞数。

3)计算:红细胞数 $/L=10$ 个大方格内的红细胞总数 $\times 10^6$。

（2）稀释计数法

1）稀释标本：根据脑脊液浑浊程度、细胞多少，用生理盐水或红细胞稀释液对标本进行一定倍数的稀释。

2）充池：用微量吸管吸取混匀后的稀释脑脊液，充入改良牛鲍血细胞计数板的 1 个计数室，静置 2～3 分钟。

3）计数：高倍镜下计数计数室四角 4 个大方格内的红细胞数。

4）计算：红细胞总数 /L=[4 个大方格内的红细胞总数 /4]×10× 稀释倍数 ×10^6。

2. 白细胞计数

（1）直接计数法

1）破坏红细胞：在小试管内加入冰乙酸 1～2 滴，转动试管，使试管内壁黏附冰乙酸后倾去，滴加混匀的脑脊液 3～4 滴，混匀，静置数分钟，待红细胞完全破坏。

2）充池：用微量吸管吸取处理后混匀的脑脊液，充入改良牛鲍血细胞计数板的上、下 2 个计数室，静置 2～3 分钟。

3）计数：低倍镜下计数计数板 2 个计数室内四角及中央共 10 个大方格的白细胞数。

4）计算：白细胞数 /L=10 个大方格内的白细胞总数 ×10^6。操作流程见图 8-1。

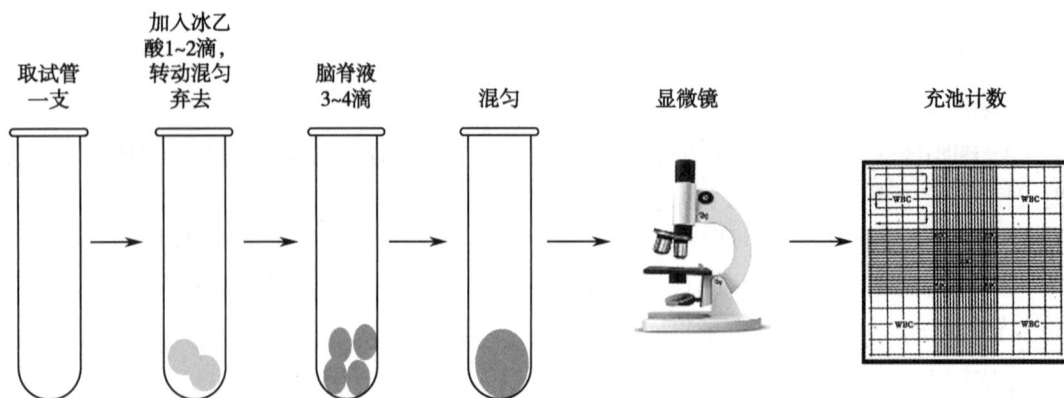

图 8-1　脑脊液有核细胞计数操作流程示意图

（2）稀释计数法

1）稀释标本：根据标本浑浊程度不同，用白细胞稀释液对标本进行一定倍数的稀释，混匀，放置数分钟，破坏红细胞。

2）充池：用微量吸管吸取稀释后混匀的脑脊液，充入改良牛鲍血细胞计数板的 1 个计数室，静置 2～3 分钟。

3）计数：低倍镜下计数计数室四角 4 个大方格内的白细胞数。

4）计算：白细胞数 /L=[4 个大方格内的白细胞总数 /4]×10× 稀释倍数 ×10^6。

3. 有核细胞分类

（1）直接分类法：白细胞计数后，将低倍镜换为高倍镜，根据细胞核的形态分别计数单个核细胞（淋巴细胞、单核细胞和间皮细胞）和多个核细胞（粒细胞系），应至少计数 100 个有核细胞，结果以百分率表示。

（2）染色分类法

1）离心：将脑脊液以 RCF 400×g（1 500r/min）离心 5 分钟。

2）制备涂片：取沉淀物 2 滴，加正常血清 1 滴，混匀后，推片制成均匀薄膜，置室温或 37℃温箱内待干。

3）染色：Wright 或 Wright-Giemsa 染色。

4）计数：油镜下至少分类计数 100 个有核细胞。

5）报告结果：结果报告与外周血白细胞分类计数相同。

【参考区间】

1. **红细胞**　无。

2. **白细胞**　成人，$(0\sim8)\times10^6/L$；儿童，$(0\sim15)\times10^6/L$；新生儿，$(0\sim30)\times10^6/L$。

3. **有核细胞分类**

（1）直接分类法：主要是单个核细胞，以淋巴细胞及大单核细胞为主，两者之比约为 7∶3，偶见内皮细胞。

（2）染色分类法

1）成人：淋巴细胞 40%～80%，单核细胞 15%～45%，中性粒细胞 0%～6%。

2）新生儿：淋巴细胞 5%～35%，单核细胞 50%～90%，中性粒细胞 0%～8%。

【注意事项】

1. **标本**

（1）标本采集后应立即送检，1 小时内进行细胞计数，以免细胞变形、被破坏或因纤维蛋白原变成纤维蛋白而凝固成块，影响细胞计数或分类计数。若超过 4 小时，结果报告时宜标注"细胞分类计数结果可能不可靠"。

（2）细胞计数应避免标本凝固，高蛋白标本可用 EDTA 抗凝剂抗凝。

2. **操作**

（1）直接计数法适用于清晰透明或微浑的脑脊液标本，稀释计数法适用于浑浊、血性等细胞较多的脑脊液标本。

（2）标本在充液前要充分混匀，充液符合要求。

（3）在白细胞直接计数中，应尽量去除试管或吸管中的冰乙酸，否则可使标本稀释，导致计数结果偏低。

（4）有核细胞分类计数时，有条件时可采用玻片离心沉淀法、细胞室沉淀法收集细胞，以提高计数的准确性。离心应控制速度和时间。

（5）若脑脊液标本陈旧、细胞变形或数量太多，不易区分细胞形态时，有核细胞直接分类误差较大，应改用涂片染色分类法计数。

（6）染色分类时应能正确识别：成熟红细胞、有核红细胞；中性粒细胞、嗜酸性粒细胞、嗜碱性粒细胞、肥大细胞；淋巴细胞、反应性淋巴细胞、浆细胞；单核细胞、巨噬细胞；脑室内衬细胞、柔脑膜细胞；恶性肿瘤细胞（原始细胞、淋巴瘤细胞、非造血系统肿瘤细胞等）；细菌、真菌和寄生虫等。如见内皮细胞、室管膜细胞应计入分类百分比中。若见到分类不明的细胞，另行描述报告，如脑膜白血病细胞或肿瘤细胞等。

（7）细胞计数时，应注意新型隐球菌与白细胞、红细胞的区别。新型隐球菌不溶于乙酸，加优质墨汁后可见不着色的荚膜，白细胞加酸后细胞核形态更加明显，红细胞加酸后溶解。

3. **白细胞校正**　为避免因出血引起白细胞增多的影响，血性脑脊液标本的白细胞计数须校正。校正方法是首先计数血液中红细胞数、白细胞数及脑脊液红细胞数和白细胞数，然后用下面公式校正。

$$校正后脑脊液白细胞数/L = (校正前的脑脊液白细胞数/L - \frac{脑脊液红细胞数/L}{血液红细胞数/L} \times 血液白细胞数/L) \times 10^6$$

4. 生物安全　改良牛鲍血细胞计数板用后应用75%乙醇浸泡消毒60分钟。

二、仪器法细胞计数

【目的】

掌握脑脊液细胞仪器法计数方法和结果报告内容。

【原理】

见第二章实验十　血液分析仪的使用及结果分析的实验原理。

【材料】

1. **器材**　试管、试管架、具有体液检测模式的细胞计数仪。
2. **试剂**　缓冲液、溶血剂、荧光染色液等。
3. **标本**　新鲜脑脊液。

【操作】

请按仪器说明书规定的操作程序进行。

1. 仪器检测模式修改为体液检测模式。
2. 标本充分混匀，放置在仪器检测部位。
3. 按下仪器"开始检测"开关。
4. 仪器测定完成，记录检测结果。
5. 取走标本，恢复仪器初始状态。

【注意事项】

1. **仪器的选择**　实验室应选择具有体液细胞分析功能的仪器进行体液标本的检测，并确认仪器已获监管机构批准的检测标本类型、可进行计数的细胞类型以及报告参数能够满足实验室的需求。

2. **检测系统的性能验证**　在检测患者标本前，应对检测系统的性能进行验证，至少包括本底计数、精密度、分析灵敏度和分析特异性、正确度和结果可报告范围等。

3. **检测过程**　仪器的使用应遵循制造商的建议。在检测标本（尤其是脑脊液标本）前，应首先进行本底计数，且保证计数结果符合要求，若重复2次本底计数结果仍不符合要求，应对仪器进行清洗或日常维护。

4. **复检规则的建立与验证**　实验室应建立仪器法体液细胞计数的复检规则并进行验证。建立复检规则前，必须首先熟悉仪器的检测性能，如检测下限、报警提示、测定图形、特殊参数等。必要时应采用直接镜检法计数和涂片染色形态学检查两种方法进行复检。

5. **质量控制**　实验室应使用至少2个浓度水平（包括正常和异常）专用的质控品开展室内质控。实验室内部有多个检测系统时，应通过定期进行检测系统间的结果比对来保证实验室内部检测结果的可比性。

【讨论】

1. 如何区分脑脊液中的红细胞、白细胞和新型隐球菌？
2. 影响脑脊液细胞计数及分类计数的因素有哪些，如何控制这些因素？

实验三　脑脊液蛋白质定性检查

一、潘迪试验

【目的】

掌握脑脊液蛋白质定性检查潘迪（Pándy）试验的原理与操作方法。

【原理】

脑脊液中球蛋白与苯酚结合，形成不溶性蛋白盐而产生白色浑浊或沉淀，即潘迪试验阳性。

【材料】

1. **器材**　小试管、试管架、刻度吸管、滴管。
2. **试剂**　5% 苯酚溶液：取纯苯酚 25ml，加蒸馏水至 500ml，用力振摇，置 37℃温箱内 1～2 天，待完全溶解后，置棕色瓶内室温保存。
3. **标本**　新鲜脑脊液。

【操作】

1. **加试剂**　取小试管 1 支，加入 5% 苯酚溶液 2ml。
2. **加标本**　用滴管垂直滴入脑脊液 1～2 滴。
3. **观察结果**　立即在日光灯下，衬以黑色背景，观察有无白色浑浊或沉淀以及浑浊或沉淀程度，再轻轻混匀，继续观察。
4. **判断结果**　见表 8-1。

表 8-1　脑脊液潘迪试验结果判断

结果	判断标准
−	清晰透明
±	呈微白雾状，在黑色背景下才能看到
+	灰白色云雾状
++	白色浑浊或白色薄云状沉淀
+++	白色浓絮状沉淀或白色浓云块状
++++	立即形成白色凝块

【参考区间】

阴性或极弱阳性。

【注意事项】

1. **器材**　应清洁,否则易出现假阳性结果。为了便于观察实验结果,可选择小口径的试管(直径一般为12mm)。

2. **试剂**　苯酚纯度影响检查结果,如有杂质可引起假阳性。当温度在10℃以下时,应将苯酚保存在37℃温箱中,否则饱和度降低可导致假阴性。

3. **标本**　标本浑浊或因穿刺出血,混入血浆蛋白或红细胞过多,可引起假阳性,须离心沉淀,吸取上清液进行检查,同时报告结果时应注明穿刺出血。

4. **操作**　加标本时,用滴管将待检标本垂直加于小试管中,注意滴管不要倾斜,不要接触试管壁,以免影响结果。

5. **阳性对照**　可取正常脑脊液或者配制与正常脑脊液成分基本相似的基础液中加入不同量的球蛋白,作为阳性对照。

6. **结果观察**　加入标本后应立即在黑色背景下观察结果。

7. **结果分析**　正常脑脊液球蛋白含量很低,潘迪试验过于敏感,致使部分健康人脑脊液也出现极弱阳性结果,应注意正确评价实验结果。

8. **其他**　同脑脊液理学检查。

二、硫酸铵试验

【目的】

掌握脑脊液蛋白质定性检查硫酸铵试验(Ross-Jone试验与Nonne-Apelt试验)的方法。

【原理】

饱和硫酸铵溶液可以沉淀球蛋白,如脑脊液中球蛋白增加,在饱和硫酸铵溶液中加入脑脊液即可在两液交界处出现白色反应环,为阳性。除去球蛋白后,用乙酸煮沸法测定清蛋白,为Nonne-Apelt试验。

【材料】

1. **器材**　小试管、试管架、刻度吸管、吸耳球、滴管。

2. **试剂**

(1)饱和硫酸铵溶液:取硫酸铵85.0g,加蒸馏水至100ml。

(2)5%乙酸溶液。

3. **标本**　新鲜脑脊液。

【操作】

1. Ross-Jone试验

(1)加试剂:取小试管1支,加入硫酸铵溶液0.5~1ml。

(2)加标本:用滴管取脑脊液0.5ml沿管壁缓缓加入。

(3)观察结果:3分钟内观察两液界面有无白色浑浊环。

(4)判断结果:3分钟内两液界面有白色浑浊环,即为Ross-Jone试验阳性。

2. Nonne-Apelt试验

(1)混匀:将Ross-Jone试验后试管内两种液体混匀。

（2）观察、判断结果：观察 3 分钟内有无白色浑浊或沉淀，如 3 分钟内白色浑浊或沉淀不消失或更浑浊，为 Nonne-Apelt 试验 I 相阳性，提示球蛋白增高。如为清晰或仅微呈白色浑浊，即为阴性。

（3）过滤、加酸：将上述混合液过滤，于滤液中滴入 5% 乙酸溶液少许，使其为酸性，再加热煮沸。

（4）观察、判断结果：观察 3 分钟内有无白色浑浊或沉淀，如 3 分钟内有白色浑浊或沉淀，即为 Nonne-Apelt 试验 II 相阳性，提示清蛋白增高。如出现清晰或是轻度乳白色或者微呈白色浑浊，即为阴性。

【参考区间】

阴性或弱阳性。

【注意事项】

1. 硫酸铵不纯可以引起假阳性。
2. Ross-Jone 试验加脑脊液要沿管壁缓缓加入，加入后防止振荡。
3. 加酸量适宜，太多或太少可引起假阳性。
4. 其他　同潘迪试验。

【讨论】

1. 潘迪试验、Ross-Jone 试验和 Nonne-Apelt 试验 I、II 相试验分别检查脑脊液中的哪种蛋白，上述试验方法各有何优、缺点？
2. 影响潘迪试验的因素有哪些，如何控制？

（亓　涛　胡志坚）

第九章 浆膜腔积液检验

实验一　浆膜腔积液理学检查

【目的】

掌握浆膜腔积液理学检查的内容和方法。

【原理】

由于漏出液与渗出液的产生机制不同，所含蛋白、细胞、细菌等内容物质和量的不同，导致积液颜色、透明度、凝固性及比重差异，可通过感官或简单的方法区别。

【材料】

1. **器材**　试管、试管架、比重计1套（包括比重计1支和比重筒1个）。
2. **标本**　新鲜浆膜腔穿刺液。

【操作】

1. **观察颜色**　在白色背景下，肉眼观察浆膜腔积液颜色，并报告结果。
2. **观察透明度**　在黑色背景下，轻摇标本并肉眼观察浆膜腔积液透明度，并报告结果。
3. **观察凝固性**　肉眼观察浆膜腔积液有无凝块形成，并报告结果。
4. **测定比重**　将未凝固、充分混匀的浆膜腔积液缓慢倒入比重筒中，其量以能悬浮起比重计为宜。将比重计轻轻放入比重筒中并加以捻转，待其静止并自由悬浮于浆膜腔积液中（勿使其接触比重筒壁），读取与液体凹面相重合的比重计上的刻度数值。

【参考区间】

1. **漏出液**　淡黄色，清晰透明，无凝块形成，比重<1.015。
2. **渗出液**　呈深浅不同的黄色、红色、乳白色等颜色，并有不同程度浑浊，可有凝块生成，比重多>1.018。

【注意事项】

1. 实验器材须清洁干燥。
2. **标本**　①采用第3管标本用于理学和细胞学检查，以尽量减少穿刺出血对细胞计数的干扰。②采集时应使用相应抗凝剂以避免标本凝固。不同检查项目的标本采集要求见表9-1。③第4管不加任何抗凝剂，用于观察有无凝固现象。
3. 观察颜色与透明度时要注意光线与背景。
4. 观察凝固性时，如凝块不明显，可倾斜试管仔细观察。
5. 测定比重时，如标本量少，可采用折射计测定，或者在标本中加入蒸馏水稀释一定倍数后进行测定。

表 9-1　浆膜腔积液标本采集要求

检查项目	抗凝剂的选用	推荐采集标本量 /ml
细胞计数和分类计数	乙二胺四乙酸（EDTA）	5～8
总蛋白、乳酸脱氢酶、葡萄糖、淀粉酶	肝素或不使用抗凝剂	8～10
革兰氏染色涂片检查、细菌培养	多聚茴香脑磺酸钠（SPS）、不使用抗凝剂、无灭菌或抑菌作用的抗凝剂	8～10
抗酸杆菌培养	多聚茴香脑磺酸钠（SPS）、不使用抗凝剂、无灭菌或抑菌作用的抗凝剂	15～50
细胞病理学检查	不使用抗凝剂、肝素、乙二胺四乙酸（EDTA）	5～50

【讨论】

浆膜腔积液理学检查中未发现凝块，为什么不能立即确定该积液为渗出液？

实验二　浆膜腔积液显微镜检查

【目的】

掌握浆膜腔积液细胞计数及细胞分类的方法。

【原理】

1. **细胞总数计数**　将浆膜腔积液直接或稀释一定倍数后充入改良牛鲍血细胞计数板，在显微镜下计数一定范围内的细胞总数，计算出标本中细胞总数。

2. **有核细胞计数**　将破坏了红细胞的浆膜腔积液直接或稀释一定倍数后，充入改良牛鲍血细胞计数板，在显微镜下计数一定范围内的有核细胞数，计算出标本中有核细胞数。

3. **有核细胞分类**　直接在高倍镜下依据有核细胞的形态特征进行分类，或将浆膜腔积液制成涂片并染色后在油镜下进行分类，计算出浆膜腔积液中各种细胞的数量或百分比。

【材料】

1. **器材**　试管、试管架、吸管、吸耳球、微量吸管、乳胶吸头、改良牛鲍血细胞计数板、盖玻片、绸布、显微镜、载玻片、推片。

2. **试剂**　生理盐水或红细胞稀释液、冰乙酸、白细胞稀释液、Wright 染液或 Wright-Giemsa 染液、香柏油、清洁液。

3. **标本**　新鲜浆膜腔穿刺液。

【操作】

1. **细胞总数计数**

（1）直接计数法

1）充池：用微量吸管吸取适量混匀的浆膜腔积液，充入改良牛鲍血细胞计数板的上、下两个计数室。

2）计数：静置 2～3 分钟，待细胞下沉后，低倍镜下计数 2 个计数池内四角和中央大方格共10个大方格内的细胞数。

3）计算：10个大方格内的细胞总数即为每微升浆膜腔积液细胞总数，再×10^{6}换算成每升浆膜腔积液的细胞总数。

（2）稀释计数法

1）稀释：用生理盐水或红细胞稀释液对标本进行一定倍数稀释。

2）充池、计数：用微量吸管吸取适量混匀的稀释标本，按照直接计数法进行充液和计数。

3）计算：10个大方格内的细胞总数乘以稀释倍数，再×10^{6}即为每升浆膜腔积液的细胞总数。

2. 有核细胞计数

（1）直接计数法

1）破坏红细胞：在小试管内加入冰乙酸1～2滴，转动试管，使内壁黏附少许冰乙酸后倾去；滴加混匀的浆膜腔积液3～4滴，混匀，静置数分钟以破坏红细胞。

2）充液：用微量吸管吸取适量混匀的浆膜腔积液，充入改良牛鲍血细胞计数板的上、下两个计数池。

3）计数：静置2～3分钟，待细胞下沉后，低倍镜下计数2个计数室内四角和中央大方格共10个大方格内的细胞数。

4）计算：10个大方格内的细胞总数即为每微升浆膜腔积液有核细胞总数，再×10^{6}换算成每升浆膜腔积液的有核细胞总数。

（2）稀释计数法

1）稀释：用白细胞稀释液对标本进行一定倍数稀释，同时破坏红细胞。

2）充液、计数：用微量吸管吸取适量混匀的稀释标本，按照直接计数法进行充液和计数。

3）计算：10个大方格内的细胞总数乘以稀释倍数，再乘以10^6，即为每升浆膜腔积液的有核细胞总数。

3. 有核细胞分类

（1）直接分类法：有核细胞计数后，直接将低倍镜转换为高倍镜，分类计数至少100个细胞，根据细胞形态和细胞核形态分为单个核细胞（包括淋巴细胞、单核细胞和间皮细胞）和多个核细胞（粒细胞）。

（2）涂片染色分类法

1）涂片制备：将浆膜腔积液以相对离心力400×g离心5分钟，弃上清，取沉淀物制成均匀薄片，置于室温下或37℃恒温箱内尽快干燥。

2）Wright染色或Wright-Giemsa染色：详见血涂片制备和染色。

3）分类计数：按照外周血白细胞分类的方法，在油镜下分类计数至少100个有核细胞。

【参考区间】

漏出液 细胞总数多<100×10^6/L，以淋巴细胞、间皮细胞为主。

渗出液 细胞总数多>500×10^6/L，因病因不同，以中性粒细胞或淋巴细胞为主。

【注意事项】

1. **器材** 均须清洁干燥。

2. **标本** 标本应在室温条件下尽快送检；细胞计数和分类计数的标本应尽快检测，若无法及时检测,染色后标本置于 2～8℃条件下保存,宜在 48 小时内完成检测。

3. 细胞计数

(1)取标本前必须混匀,否则影响计数结果。

(2)清晰透明或微混、细胞较少的浆膜腔积液宜采用直接计数法;浑浊、细胞较多的浆膜腔积液宜采用稀释计数法。

(3)有核细胞计数时,直接计数时试管中的冰乙酸要尽量除去,否则结果偏低。

(4)如为血性浆膜腔积液,有核细胞必须进行校正,除外因出血而带入积液的白细胞数,校正公式同脑脊液有核细胞校正公式。

(5)标本稀释倍数和计数面积要根据细胞的多少进行调整,从而将细胞计数误差控制在变异百分数 5% 以内(至少需要在计数室中计数 400 个细胞)。

4. 细胞分类计数

(1)直接分类法时如有核细胞不足 100 个,可直接写出单个核和多个核细胞的具体数量。

(2)若由于标本陈旧、细胞变形导致直接分类误差较大,应改为涂片染色分类。

(3)涂片染色分类时,标本离心速度不宜太快,否则易导致细胞变形;必要时浓集细胞可用细胞玻片离心沉淀仪收集细胞,以提高有核细胞分类的准确性。

(4)涂片制备不少于 3～5 张,以备查找肿瘤细胞;必要时同时制备厚涂片。

(5)染色分类过程中若发现间皮细胞和不能分类的异常细胞应另外描述,并行 H-E、巴氏染色查找肿瘤细胞。

【讨论】

影响浆膜腔积液细胞计数的因素有哪些? 如何控制?

实验三　浆膜腔积液黏蛋白定性试验

【目的】

掌握浆膜腔积液黏蛋白定性的方法。

【原理】

浆膜腔上皮细胞受到炎症等因素刺激时,分泌黏蛋白增多。黏蛋白是一种主要由黏多糖组成的酸性糖蛋白,等电点(pI)为 3～5,可在 pH 3～5 的稀乙酸中出现白色沉淀。

【材料】

1. **器材**　100ml 量筒、滴管、乳胶吸头。
2. **试剂**　蒸馏水、冰乙酸。
3. **标本**　新鲜浆膜腔穿刺液。

【操作】

1. **制备稀乙酸**　在 100ml 量筒中加入 0.1ml 冰乙酸,再加入 100ml 蒸馏水,充分混匀(pH 3～5),静置数分钟。

2. **加标本**　吸取已混匀的浆膜腔积液，靠近量筒液面垂直，逐滴轻轻滴下1～3滴。

3. **观察结果**　立即在黑色背景下观察有无白色沉淀生成及其下降速度。

4. **判断结果**　结果判断标准及报告方式见表9-2。

表9-2　浆膜腔积液黏蛋白定性试验结果判断标准及报告方式

结果	报告方式
清晰不显雾状	−
渐呈白雾状	±
加入标本立即出现白雾状	+
加入标本立即出现白薄云状	++
加入标本立即出现白浓云状	+++

【参考区间】

漏出液多为阴性；渗出液多为阳性。

【注意事项】

1. 浑浊的浆膜腔积液经离心沉淀后，用上清液进行试验，以避免积液中其他有形成分的干扰。

2. 制备的稀乙酸要保证pH在3～5，否则会出现假阴性结果；因此加入冰乙酸的量应适当，冰乙酸和蒸馏水应充分混匀。

3. 加标本应靠近液面，逐滴滴加标本，可以避免由于重力等因素对判断沉淀下降速度的影响。

4. 本试验结果与蛋白质总量有关，蛋白含量在30g/L以下时全部为阴性反应；超过40g/L时全部呈阳性反应；30～40g/L者约80%为阳性。

【讨论】

总结黏蛋白定性试验的影响因素，如何控制？

（卢怀民　胡志坚）

第十章 关节腔积液检验

实验一 关节腔积液理学检查

【目的】

掌握关节腔积液理学检查的内容和方法。

【原理】

引起关节腔积液的原因各异,导致积液量、颜色、透明度、黏稠度、凝块形成等不同,可通过感官区别。

【材料】

1. **器材** 试管、试管架、刻度吸管、滴管、注射器。
2. **标本** 新鲜关节腔穿刺液。

【操作】

1. **观察颜色** 在白色背景下,肉眼观察关节腔积液的颜色,并报告结果。
2. **观察透明度** 在黑色背景下,轻摇标本并肉眼观察透明度,并报告结果。
3. **判断黏稠度** 用注射器吸取关节腔积液,再从针头滴出,观察有无线状拉丝形成,以及其形成的拉丝长度,并报告结果。
4. **观察凝块** 轻轻倾斜试管,肉眼观察有无凝块及凝块所占积液的比例,并报告结果。

【参考区间】

淡黄色或无色、清晰透明,拉丝长度可达 3～6cm,黏稠度高,无凝块生成。

【注意事项】

1. 器材须清洁干燥。

2. 采集多管标本时,第 1 管应使用无抗凝剂试管,宜采集 4～5ml,并观察是否凝固,离心取上清液做化学和免疫学检查;第 2 管应使用肝素钠(25U/ml)或 EDTA 溶液抗凝,用于细胞计数、分类计数和结晶鉴定时宜采集 1～3ml,如同时做细胞病理学检查时宜采集 4～5ml,使用肝素锂、草酸盐或 EDTA 粉末抗凝,可能影响结晶检查结果;第 3 管应使用肝素(25U/ml)抗凝,也可以采用多聚茴香脑磺酸钠(SPS)抗凝剂或无抗凝剂试管,宜采集 4～5ml,用于微生物学检查。

3. 标本应在室温条件下尽快送检并完成检查,当标本量较少难以完成所有检查时,应及时与临床进行沟通,不宜拒收标本。

4. 判断黏稠度时,拉丝长度 3～6cm,为黏度正常;拉丝长度<3cm,或难以挑起,为黏

度下降；拉丝长度>6cm，为黏度增加。

5. 观察凝固性时，如凝块不明显，应倾斜试管仔细观察。凝块占试管中积液体积的1/4，为轻度凝固；占1/2，为中度凝固；占2/3，则为重度凝固。

【讨论】

如何判断血性关节腔积液是穿刺出血还是病理性出血？

实验二　关节腔积液显微镜检查

【目的】

掌握关节腔积液细胞计数和分类计数的方法，重点掌握关节腔积液结晶形态。

【原理】

1. **细胞总数计数**　将关节腔积液直接或稀释一定倍数后充入改良牛鲍血细胞计数板，在显微镜下计数一定范围内的细胞数，计算出标本中细胞总数。

2. **细胞分类计数**　将关节腔积液制成涂片并染色后在油镜下进行分类，计算出关节腔积液中各种细胞的数量或百分比。

3. **结晶检查**　关节腔积液涂片后，在显微镜下观察判断结晶种类。

【材料】

1. **器材**　试管、试管架、吸管、吸耳球、微量吸管、乳胶吸头、显微镜、改良牛鲍血细胞计数板、绸布、载玻片、推片、盖玻片、拭镜纸。

2. **试剂**　生理盐水或红细胞稀释液、香柏油、清洁液、10g/L 皂素生理盐水或 0.3mol/L NaCl 或 0.1mol/L HCl 溶液、Wright 染液或 Wright-Giemsa 染液。

3. **标本**　新鲜关节腔穿刺液。

【操作】

1. **细胞计数**

（1）直接计数法

1）充池：用微量吸管吸取适量混匀的关节腔积液，充入改良牛鲍血细胞计数板的上、下两个计数室。

2）计数：静置2~3分钟，待细胞下沉后，低倍镜下计数2个计数室内四角和中央大方格共10个大方格内的细胞数。

3）计算：10个大方格内的细胞总数即为每微升关节腔积液的细胞总数，再×10^{6}换算成每升关节腔积液的细胞总数。

（2）稀释计数法

1）稀释：如为非血性关节腔积液，用生理盐水或红细胞稀释液对标本进行一定倍数稀释；如为血性关节腔积液，用 10g/L 皂素生理盐水（或 0.3mol/L NaCl 或 0.1mol/L HCl 溶液）对标本进行一定倍数稀释，同时破坏红细胞。

2）充池、计数：用微量吸管吸取适量混匀的稀释标本，按照直接计数法进行充液和计数。

3）计算：10 个大方格内的细胞总数乘以稀释倍数，再乘以 10^6，即换算成每升关节腔积液的细胞总数（或有核细胞总数）。

2. 细胞分类

（1）涂片制备：将关节腔积液直接涂片，或以相对离心力 400×g 离心 5 分钟，弃上清，取沉淀物制成均匀薄片，置于室温下或 37℃恒温箱内尽快干燥。

（2）Wright 或 Wright-Giemsa 染色：详见第一章实验四 血涂片的制备和染色。

（3）分类计数：按照外周血白细胞分类的方法，在油镜下分类计数至少 100 个有核细胞。

3. 结晶检查 将关节腔积液直接涂片，或以相对离心力 400×g 离心 5 分钟，弃上清，取沉淀物制成涂片，盖上盖玻片，显微镜检查。

【参考区间】

无红细胞；有核细胞（200～700）×10^6/L；单核巨噬细胞 65%，中性粒细胞 20%，淋巴细胞 15%，偶见软骨细胞和组织细胞。无结晶。

【注意事项】

1. 标本

（1）第 2 管标本用于显微镜检查，每 1ml 关节腔积液需用肝素钠 25U 抗凝（不可采用肝素锂、草酸盐或 EDTA 干粉，以免人为形成晶体，干扰显微镜检查）。

（2）标本黏稠度高时，需要用透明质酸酶温育消化处理后进行检测。

2. 细胞计数

（1）取标本前必须混匀，否则影响计数结果。

（2）直接计数时，低倍镜观察每个大方格内细胞数量相差应不超过 10 个并均匀分布，否则应重新充液。

（3）清晰透明或微混、细胞较少的关节腔积液适用于直接计数法。

（4）标本稀释倍数和计数面积要根据细胞数量进行调整，从而将细胞计数误差 CV 控制在 5% 以内（至少需要在计数室中计数 400 个细胞）。

3. 细胞分类

（1）标本离心速度不宜太快，否则易导致细胞变形；必要时浓集细胞可用细胞玻片离心沉淀仪收集细胞，以提高细胞分类的准确性。

（2）涂片制备不少于 3～5 张，以备查找肿瘤细胞；必要时同时制备厚涂片。

（3）关节腔积液除了单核细胞、中性粒细胞、淋巴细胞等细胞外，还可能会见到一些特殊细胞，如狼疮细胞、类风湿细胞或赖特细胞等。狼疮细胞为吞噬 1 个或多个淡红色"均匀体"（由于抗核抗体作用，肿胀变性的白细胞核）的中性粒细胞，其自身胞核被挤在一边；类风湿细胞为胞质中含 10～20 个直径 0.5～1.5μm 的黑色颗粒（IgM、IgG 与补体组成）的中性粒细胞，颗粒主要分布在细胞边缘；赖特细胞为吞噬了退化变性的中性粒细胞的单核巨噬细胞。

（4）分类过程中若发现不能分类的异常细胞应另外描述，并行 H-E、巴氏染色查找肿瘤细胞。

4. 结晶检查

（1）结晶检查最好采用偏振光显微镜。

145

（2）结晶检查涂片所用载玻片和盖玻片应该用乙醇处理并清洁后再用拭镜纸仔细擦干，以消除外来颗粒杂质的影响。

【讨论】

常见关节腔积液中的病理性细胞和结晶有哪些？

（卢怀民　胡志坚）

第十一章 脱落细胞检验

实验一 脱落细胞检查标本制备技术

【目的】

掌握细胞病理学常见标本的涂片制作方法及应用。

【原理】

正确的细胞病理学诊断取决于制备良好的标本涂片,不同标本采用不同的标本制备方法,将有效成分最大限度地、薄厚均匀地分布于载玻片上,便于客观、准确地在显微镜下观察分析。

【材料】

1. 器材 载玻片(厚度以 0.95～1.06mm 为宜)、50ml 离心管(带盖)、移液管、标本架、离心机、振荡仪、竹签、标记笔。

2. 试剂

(1) Mayer 清蛋白黏附剂。

(2) 多聚赖氨酸黏附液:商品化的 0.1% 多聚赖氨酸贮存液使用前用去离子水做 1:10 稀释。

(3) 明胶铬明矾黏附剂:明胶 1.0g、铬明矾 0.1g,溶于 100ml 蒸馏水中,再加入 10% 麝香草酚乙醇溶液 1ml。

(4) Shaklee Basic H 和 Surgipath Sta-On 混合黏附剂:将商品化的 Shaklee Basic H 和 Surgipath Sta-On 按 1:9 比例混合为贮存液,此液至少可保存 1 年;工作液是将贮存液 20ml 加入去离子水 480ml 中,可保存 1 周。

(5) 乙醇冰乙酸溶液:25% 乙醇 95ml+ 冰乙酸 5ml。

(6) 二硫苏糖醇(DTT)溶液:由 0.2%DTT、60% 乙醇、3% 聚乙二醇组成。

(7) 95% 乙醇或类似固定液。

(8) 液基膜式薄层细胞制片仪及其配套产品,如消化液、保存液、DTT 溶解液(1.0g DTT+10ml 消化液,避光冷藏保存)等。

3. 标本 要求新鲜。由于细胞病理学的标本种类复杂,各种标本的保存时间各异,如:①痰、呼吸道吸出物或黏液囊肿液等富含黏液的标本,可以冷藏保存 12～24 小时。②胸腹腔积液、心包液等富含蛋白质的液体标本在室温条件下可以保存 24～48 小时。③尿液、脑脊液等黏液或蛋白含量低的标本如不加保存液,应在 1～2 小时内制片完毕。④胃液等 pH 低的标本应在数分钟内制片完毕。⑤各种关节腔穿刺液等标本采集后立即制片完毕。

【操作】

1. 准备载玻片

（1）使用标记笔在载玻片的磨砂面处做好标记，防止制片过程中出现"张冠李戴"的现象。

（2）在载玻片上加 Mayer 黏附剂或明胶铬明矾黏附剂 1 滴，用玻棒均匀涂布，待干后可用于含蛋白少的标本制片。

（3）将载玻片浸入多聚赖氨酸或 Shaklee Basic H 和 Surgipath Sta-On 混合黏附剂溶液中，约 5 分钟后取出，待干，可用于含蛋白少的标本制片。

2. 标本处理

（1）液体标本：在 50ml 离心管内加混匀后的液体标本（如胸腔积液、腹腔积液、尿液、脑脊液及各管腔灌洗液等液体标本），以 600×g 离心 5 分钟。用移液管小心吸弃上清液，留沉淀物备用。若血性标本在离心后可见红细胞层之上的"白膜"状细胞层，吸取此层置于另一试管，加乙醇冰乙酸溶液 30ml，振荡后再离心，重复多次，直到沉淀物无血性为止，留沉淀物备用。

（2）富含黏液的标本：①消化黏液，即在标本（如痰液、支气管穿刺液及其他富含黏液的标本）中加 2 倍体积 1g/L 的二硫苏糖醇（DTT）溶液，置于恒温摇床，37℃处理 30～60 分钟。若没有配置恒温摇床，加入试剂后置于 37℃水浴箱，每隔 10 分钟充分振荡混匀，处理 30～60 分钟。然后以 600×g 离心 5 分钟，弃上清液，留沉淀物备制片用。②关节腔积液较为黏稠，可使用等渗盐水或透明质酸酶缓冲液对标本进行处理，按照每毫升关节腔积液加透明质酸酶 400U，置于 37℃孵育 10 分钟。

（3）液基细胞学标本制备

1）妇科标本：先分离黏液及血液，即将细胞保存液瓶置于振荡仪中振荡 10 分钟，打散黏液。静置 15 分钟后，待上机制片。

2）非妇科黏液性标本：取适量（豌豆大小）可疑部分的标本置于 50ml 离心管内，加 1ml DTT 溶解液 20～30ml，在振荡仪上振荡 10 分钟，消化黏液。再置入离心机，600×g 离心 5 分钟，取沉淀物转移到细胞保存液瓶中，静置 15 分钟后，待上机制片。

3）非妇科非黏液性标本：将标本置于 50ml 离心管内，600×g 离心 5 分钟。若胸腹腔积液标本量多，应静置一段时间，取其自然沉淀后底层液体离心制片。

3. 涂片制作

（1）涂片法

1）转圈涂抹法：用竹签挑取宫颈刮取物或刷取物、细针穿刺吸取物等可疑标本，从载玻片中心点开始，以顺时针方向向外转圈涂抹，使细胞均匀而离散地分布。切忌重复或反向涂抹。

2）往返涂抹法：即从载玻片的一端开始，与玻片平行涂抹，先从左向右，然后稍向下移，再平行由右向左涂抹，一般涂抹的宽度要比盖玻片稍窄些。此方法适用于有黏液絮状物的标本或不易离心的标本，如穿刺物、肺泡灌洗液或痰液等。

（2）推片法

1）推片涂片法：方法可参照第一章实验四 血涂片的制备和染色。

2）吸管推片法：先用吸管吸取胸腹腔积液离心后的沉渣，将其滴于载玻片的一端，再将吸管前端平放在标本滴上，向载玻片的另一端匀速移动吸管，即可推出均匀的薄膜。

（3）压片法：将痰液或活体组织块等标本夹在交叉的两张载玻片之间，转动载玻片使其重叠，然后边压边拉，一次可获得2张涂片。若一次压完标本较厚，可用同法重复一次，使涂片中细胞散在分布，便于观察。

（4）喷射法：用注射器将由阴道穹隆或穿刺所吸的标本，在距离载玻片2～3cm的高度，一般先由左端到右端，将吸管内标本反复喷射在载玻片上。

（5）细胞离心法：取混匀的沉淀物3μl加入含2%聚乙二醇溶液400μl的试管中，振荡混匀；分别取沉淀物200μl，加入细胞离心机两个离心室中，以600×g离心5分钟，取出涂片。

（6）印片法：将采集来的活体组织块用小刀切开，把新切面平放在载玻片上轻轻按印即可。然后固定、染色。

4．涂片固定　取制备好的涂片，采用95%乙醇或类似固定液进行固定（见本章实验二）。

【参考区间】

满意的涂片：细胞成分应涂在载玻片的右侧2/3处，在镜下各视野都布满细胞，间隙很少，细胞重叠不明显，细胞结构完整、清晰。

【注意事项】

1．制片标记信息与原始样本送检信息保持一致，防止"张冠李戴"的现象。

2．制片时操作须轻巧，避免损伤细胞。

3．不同的标本注意选择适合的制片方法。涂片法适合于宫颈刮（刷）取物、细针穿刺吸取物等稍黏稠的标本。推片法适用于血液、尿液、胸腹腔积液等稀薄的液体。吸管推片法也适用于胸腹腔积液标本的涂片制备。压片法适用于痰液或活体组织块等标本的涂片制备。

4．涂片应厚薄适宜，太厚则细胞过多、重叠；太薄则细胞数量太少，影响检出率。

5．如果标本为大量液体，则需离心沉淀后，取沉渣制作涂片。

【讨论】

1．一张满意的涂片应有哪些特征？

2．如何评价液基细胞学制片？

实验二　涂片的湿固定技术

【目的】

掌握涂片的湿固定方法。

【原理】

涂片在湿固定时其固定液能沉淀和凝固细胞内的蛋白质并破坏自身细胞内溶酶体酶，使细胞不但保持自然形态，而且结构清晰，易于着色。

【材料】

1. 器材 一次性吸管、铜丝架（盛载玻片用）、玻璃固定缸、染色架。

2. 试剂

（1）95% 乙醇固定液：或加入 1% 量的冰乙酸（按 95% 乙醇 99 份，冰乙酸 1 份的比例），以增强固定效果，并能对抗乙醇固定的收缩作用。

（2）聚乙二醇固定液：由 95% 乙醇 50ml、乙醚 50ml、聚乙二醇 5.0g 组成。首先在 56℃ 孵箱中熔化聚乙二醇，然后加入乙醇和乙醚，混匀或振荡使聚乙二醇完全溶解，将混合液分装于小瓶中备用。

（3）Carnoy 液：100ml 的 Carnoy 液由 95% 乙醇 60ml、三氯甲烷 30ml 及冰乙酸 10ml 组成。

（4）合成树脂固定液：由 95% 乙醇 3 份，合成树脂 2 份组成。将混合液在室温下充分混匀后待用。

（5）乙醚乙醇固定液：由 95% 乙醇 49.5ml，乙醚 49.5ml，冰乙酸 1ml 组成。

3. 标本 刚刚制备好的脱落细胞或细针吸取细胞涂片（尚未干燥）。

【操作】

1. 乙醇固定法 将盛有涂片的铜丝架放在含有 95% 乙醇固定液的固定缸中，至少 15 分钟。

2. 聚乙二醇固定法 将涂片平放在染色架上，滴加 5～6 滴聚乙二醇固定液，使其覆盖涂片即可，待涂片干燥（5～7 分钟），肉眼可见涂片表面有一层不透明的蜡样膜。

3. Carnoy 固定法 将盛有血性涂片的铜丝架放在含有 Carnoy 固定液的固定缸中 3～5 分钟（超过 15 分钟，细胞核的染色质会丧失），见到涂片颜色消失，然后将涂片放入 95% 乙醇或其他固定液中。

4. 合成树脂固定法 将涂片平放在染色架上，滴加 5～6 滴合成树脂固定液（0.25～0.5ml），20～30 分钟后，涂片表面形成一层薄膜。染色前须浸入 95% 乙醇溶液中，除去合成树脂。

5. 乙醚乙醇固定法 将盛有涂片的铜丝架放在含有乙醚乙醇固定液的固定缸中，至少 15 分钟。

【注意事项】

1. 根据染色要求和固定液特点，选择合适的固定液。如巴氏染色、H-E 染色，选 95% 乙醇液固定；Wright 染色或 Diff-Quik 染色以空气干燥固定为宜。

2. 防止交叉污染，保持固定液浓度。一般乙醇固定液浓度低于 90% 应更换固定液。

3. 液体标本涂片后，应让其在空气中放置片刻，待涂膜周边稍干而中央尚未干时浸入固定液即潮干固定，若等全部细胞干燥后再固定，染色后会导致细胞肿胀、核染色质结构模糊不清，称为人为退变，常严重影响诊断。

4. 标本固定时间不宜短于 15 分钟，最好在 48 小时内染色。穿透力强的固定液勿过夜染色。如果固定时间已到，应及时染色。

【讨论】

1. 如何选择固定方法？

2. 各种固定方法的优缺点如何？

实验三 脱落细胞检验的基本染色方法

一、巴氏染色法

【目的】

掌握巴氏染色脱落细胞的染色特点，熟悉巴氏染色操作，了解染液配制。

【原理】

由于各种细胞结构的化学性质不同，对染料的亲和力也不相同，因此经巴氏染液染色后呈现各种不同的颜色，如胞质中的主要成分是蛋白质，一般呈碱性，可与带负电荷的酸性染料橘黄、伊红等结合染成橘黄色或红色，而细胞核的主要成分为脱氧核糖核酸（DNA），可与带正电荷的碱性染料苏木素结合染成紫蓝色。

【材料】

1. **器材** 载玻片、盖玻片、染色缸、染色架。
2. **试剂**
（1）苏木素：染液配制方法见表 11-1。

表 11-1 苏木素染液的配制方法（1 000ml）

试剂种类	数量
硫酸铝钾	17.6g
碘酸钠	0.2g
苏木素	2.36g
无水乙醇	50ml
蒸馏水	950ml

1）称量 950ml 蒸馏水备用。

2）分别称量苏木素 2.36g、硫酸铝钾 17.6g、碘酸钠 0.2g 备用。

3）将 2.36g 苏木素溶于 50ml 无水乙醇中（染液 A），17.6g 硫酸铝钾加入 950ml 蒸馏水中加热溶解（染液 B），溶解后彻底去火，加入苏木素乙醇溶液（染液 A），搅拌混合均匀（染液 C）。

4）当温度降到 50℃左右加碘酸钠 0.2g，继续搅拌溶解，室温冷却后滤纸过滤即可使用。

5）配制注意事项：①苏木素需完全溶解于无水乙醇，否则最终配制的试剂颜色偏淡且有较多杂质，影响染色，故苏木素优选粉剂。②染液 C 不可加热煮沸，若已煮沸可稍降温后进行下一步骤。③分装好的溶液使用前需要滤纸过滤。④配制染料时，在上述 1 000ml 染液中加入 10ml 枸橼酸或冰乙酸，可以稳定苏木素染色基团，使细胞不易过染，减少沉淀形成。但是若不加酸，在其他染料配合下，核着色较为鲜明。

（2）橘黄 G 染液：染液配制方法见表 11-2。

表 11-2　橘黄 G（OG）染液的配制方法（1 000ml）

成分	改良 OG	OG-6
橘黄 G	10% 水溶液 *20ml	10% 水溶液 *50ml
95% 乙醇	980ml	950ml
磷钨酸	0.15g	0.15g

注：*10g 橘黄 G 染料溶解于 100ml 蒸馏水中，贮存于深棕色瓶中，使用前过滤。

（3）EA 染液：EA 染液的配制方法见表 11-3。

表 11-3　EA 染液的配制方法（1 000ml）

成分	改良 EA（用于涂片方法）	EA36	EA65
淡绿	D 液 10ml	E 液 450ml	E 液 225ml
俾斯麦棕	—	F 液 100ml	F 液 100ml
磷钨酸	2.0g	2.0g	6.0g
饱和碳酸锂	—	10 滴	—
伊红	C 液 20ml	G 液 450ml	G 液 450ml
95% 乙醇	700ml	225ml	225ml
纯甲醇	250ml	—	—
冰乙酸	20ml	—	—

1）EA 水溶性贮备液的配制：①A 液，10% 俾斯麦棕；②B 液，2% 淡绿；③C 液，20% 伊红；④D 液，5% 淡绿。以上贮备液均为将染料溶解于 100ml 蒸馏水中。

2）EA 乙醇溶性贮备液的配制：①E 液，0.1% 淡绿，B 液 50ml 加入 95% 乙醇 950ml 配成；②F 液，0.5% 俾斯麦棕，A 液 5ml 加入 95% 乙醇 95ml 配成；③G 液，0.5% 伊红，5g 伊红加入 1 000ml 的 95% 乙醇配成。

（4）稀碳酸锂：在 100ml 蒸馏水中加饱和碳酸锂溶液 1 滴。

（5）0.5% 盐酸乙醇溶液：在 100ml 的 70% 乙醇溶液中加入浓盐酸 0.5ml 即可。

（6）乙醇：95% 乙醇溶液，无水乙醇溶液。

（7）二甲苯。

（8）光学树脂胶。

3. 标本　制备好的脱落细胞或细针吸取细胞涂片（新鲜）。

【操作】

1. 固定　将制备好的涂片放入 95% 乙醇固定液中固定 15～30 分钟。

2. 染细胞核　将涂片放入苏木素染液中 5～10 分钟，取出，流水冲洗干净。

3. 分化　将涂片放入 0.5% 盐酸乙醇分化 1～2 秒，待涂片变淡红色时取出，流水漂洗干净。

4. 蓝化　放入稀碳酸锂液中 1～2 分钟，流水冲洗，至涂片变为蓝色。

5. 脱水　将涂片依次放入 3 缸 95% 乙醇溶液中各 30 秒。

6. 染细胞质　①橘黄染液中染色 1～2 分钟，然后放入 95% 乙醇溶液中洗涤 2 次。②EA 染液（EA36、EA65 或改良 EA）染色 2～3 分钟。③最后放入 95% 乙醇溶液中洗涤 2 次。

7. **脱水** 将涂片依次放入 3 缸 95% 乙醇溶液中各 30 秒,2 缸无水乙醇中各 30 秒。

8. **透明** 再放入 2 缸二甲苯中各 30 秒。

9. **封片** 加光学树脂胶 1 滴,加盖玻片封固。

【染色结果】

1. **上皮细胞** 胞质的染色随分化程度和细胞类型不同,可染成蓝绿色、粉红色或橘黄色,胞核染成深紫色或深蓝色,核仁染成红色或略带蓝色。

2. **白细胞** 核染深蓝黑色,胞质染绿色、淡蓝色。

3. **红细胞** 染鲜红色。

4. **黏液** 染粉红色或淡蓝色。

【注意事项】

1. 苏木素染液染细胞核的时间应随室温和染料情况而酌情改变。放置久的染液或夏季容易着色,染色时间要缩短;新配制的苏木素染液、应用已久比较稀释的苏木素染液或冬季不易着色,染色时间要延长。一般苏木素染液可以使用较长时间,每天添加少量新鲜染液即可。

2. 苏木素染液经放置后,表面常浮有一层带金属光泽的染料膜,因此在染色前应使用滤纸粘去或过滤,以免染料膜黏附在标本表面影响染色效果。

3. 由于分化作用在转瞬之间完成,时间切勿过长,分化完毕后立即用流水彻底冲洗,以免细胞核退色。但是苏木素染色太深时,可适当延长分化时间。盐酸乙醇溶液至少每天更换新液。

4. 蓝化后需要充分漂清,以免影响胞质着色及标本制成后颜色的保存。稀碳酸锂溶液需每天更换新液。

5. EA 染液和橘黄染液需每周更换新液,否则胞质呈色显得灰暗,缺乏鲜艳色彩,也不易永久保存。

二、苏木素 - 伊红染色法

【目的】

掌握苏木素 - 伊红(hematoxylin-eosin staining, H-E)染色脱落细胞的染色特点,熟悉 H-E 染色操作,了解染液配制。

【原理】

同巴氏染色法。

【材料】

1. **器材** 载玻片、盖玻片、染色缸、染色架。

2. **试剂**

(1)固定液、苏木素染液、0.5% 盐酸乙醇、稀碳酸锂液和各种浓度的乙醇溶液等,都同巴氏染色法。

(2)伊红染液:将 0.5g 水溶性伊红 Y 完全溶解在 100ml 蒸馏水中即可使用。如果加入 1 滴冰乙酸,可以防腐和增强染色效果。

3. 标本 制备好的脱落细胞及细针吸取细胞涂片（新鲜）。

【操作】

1. 固定 将涂片放入 95% 乙醇固定液中 15～30 分钟,取出流水冲洗 1 分钟。

2. 染细胞核 放入苏木素染液中 5～10 分钟,取出,流水冲洗干净。

3. 分化 放入 0.5% 盐酸乙醇液中 1～2 秒,待涂片变淡红色时取出,流水漂洗干净。

4. 蓝化 放入稀碳酸锂液中 1～2 分钟,流水冲洗,至涂片变为蓝色。

5. 染胞质 放入伊红染液中 1～2 分钟,流水冲洗。

6. 脱水 将涂片依次放入 3 缸 95% 乙醇溶液中各 30 秒,2 缸无水乙醇中各 30 秒。

7. 透明 将涂片放入 2 缸二甲苯中各 2 分钟。

8. 封片 加光学树脂胶 1 滴,加盖玻片封固。

【染色结果】

1. 上皮细胞 胞质染成淡玫瑰红色,细胞核染成深蓝色或紫蓝色。

2. 白细胞 细胞核染成蓝黑色,胞质染成红色。

3. 红细胞 染成红色。

【注意事项】

1. 本法用伊红染液替代巴氏染色法橘黄和 EA 类染液,染色的多样性不如巴氏染色法。

2. 其他同巴氏染色法的注意事项及要求。

三、迪夫快速染色法（Diff-Quik 染色法）

【目的】

掌握 Diff-Quik 染色脱落细胞的染色特点,熟悉 Diff-Quik 染色操作。

【原理】

迪夫快速细胞染色液是采用世界卫生组织（WHO）推荐的染色方法而配制,与瑞特染色一样,利用 Romanowsky 染色技术原理改良而成的,染液中含有酸性染料（曙红）和碱性染料（亚甲蓝）,利用各待染物质对染料的亲和力不同,呈现不同的着色而达到辨别其形态、特征的目的。

【材料】

1. 器材 载玻片、盖玻片、染色缸、染色架。

2. 试剂

（1）迪夫 A 溶液:主要成分曙红、甲醇。

（2）迪夫 B 溶液:主要成分亚甲蓝。

（3）磷酸盐缓冲液（pH 6.2）:主要成分磷酸盐。将 1 包磷酸盐缓冲液粉剂（23g）溶于 1 000ml 蒸馏水中配制成磷酸盐缓冲液,并分装于两个 500ml 冲洗瓶中备用。

【操作】

1. 滴染法

（1）于涂片上滴加迪夫 A 溶液,染色 20～30 秒。

（2）用磷酸盐缓冲液稍冲洗涂片，洗掉迪夫 A 溶液，稍甩干。

（3）滴加迪夫 B 溶液，染色 20～30 秒。

（4）水洗。

2. 浸染法

（1）把适量的迪夫 A 溶液、迪夫 B 溶液、磷酸盐缓冲液分别倒入带盖的染缸中。

（2）把涂片浸泡于迪夫 A 溶液中 20～30 秒后，取出。

（3）把涂片浸泡于磷酸盐缓冲液中洗掉迪夫 A 溶液，稍甩干。

（4）再把涂片浸泡于迪夫 B 溶液中 20～30 秒后，取出。

（5）水洗。

【染色结果】

1. 上皮细胞 胞核染紫红色，核仁染蓝色，胞质随着分化程度的不同，其嗜碱性程度也有变化，呈深浅不等的蓝色。

2. 血细胞涂片和骨髓涂片 红细胞呈淡粉红色，中性粒细胞核染紫红色。

【注意事项】

1. 试剂使用完后请迅速盖好，以免挥发。

2. 试剂贮存时，尽量避免高、低温环境及阳光直射。

3. 冬季室温过低时，染色时间要适当延长。

【讨论】

1. 巴氏染色法更适于对哪些标本进行染色？

2. 巴氏染色法、H-E 染色法及 Diff-Quik 染色法分别有哪些优缺点？

实验四 细胞涂片观察和结果报告

【目的】

掌握细胞学涂片观察及结果报告方法。

【原理】

脱落细胞学实验室通过建立规范的细胞观察及结果报告方式等程序，保证诊断的准确性。同时建立核查系统，通过交互核查以减少错误的发生。

【材料】

1. 器材 显微镜、记号笔、拭镜纸。

2. 试剂 香柏油、清洁液。

3. 标本 已经染色好的细胞涂片。

【操作】

1. 涂片观察方法

（1）观察准备：先将染色后的涂片置于显微镜的载物台上，涂片膜面向上，调整光源使其对准涂片的一角。

（2）观察方法：细胞病理学采用低倍镜（100×）观察全片，按照"城垛式"的方式有顺序地移动推进器，避免遗漏或重复观察视野。为了观察目标细胞的细致结构，可转换至高倍镜（400×）或油镜（1 000×）下观察。

（3）体腔积液的脱落细胞学诊断：①在低倍镜下浏览全片查看有无异常细胞，样本制片情况及染色情况。②在体尾交界处采用高倍镜或油镜观察单个细胞的形态特征和结构，鉴定细胞类别。③如需要分类计数，需选择细胞分布均匀的部位分类计数 200～500 个细胞，分类结果以百分比报告。

2. 结果报告方法

（1）核对检验申请单：如患者姓名、申请医生姓名、标本采集时间、标本来源、临床初步诊断；妇科标本应注明末次月经时间、出生日期以及上次异常报告、治疗或活检结果等。

（2）检测过程记录：包括患者姓名、标本接收时间或拒收标本的原因以及操作人员姓名等。

（3）细胞学检测的结果报告：内容包括患者姓名和地址、实验室名称和地址、标本种类、标本送检时间、报告时间、细胞学诊断结果、技师和病理医师签名。

（4）脱落细胞学报告方式：①病理科不同的系统有不同的报告方式，如宫颈脱落细胞学，采用的是子宫颈细胞学 Bethesda 报告系统，浆膜腔积液采用浆膜腔积液细胞病理学国际报告系统，尿细胞学采用巴黎报告系统，涎腺细胞病理学采用米兰报告系统。②检验科脱落细胞学报告常采用分级报告的方式：找到恶性肿瘤细胞、找到核异质细胞、找到可疑癌细胞及未找到肿瘤细胞等。无论哪种报告系统，针对肿瘤细胞或非典型的肿瘤细胞形态学描述包括细胞分布排列情况、细胞的大小及形态、核质比、胞质染色情况及内容物、细胞核大小、核染色质、核仁有无及数量。能够确定组织来源的细胞需按组织来源报告白血病细胞或淋巴瘤细胞、腺癌细胞、鳞癌细胞等，不能确定组织来源的应详细描述细胞特点。

（5）若在镜检中发现细菌、真菌、结晶、寄生虫或包涵体等其他有价值的成分，需在报告中予以报告或描述，并为临床提供建议或提示性意见，便于临床开展下一步诊疗工作。

【注意事项】

1. 对宫颈脱落细胞学涂片的结果报告方式过去多采用巴氏的 5 级分类法。近年来，大多数实验室则采取了 Bethesda 报告方式，而且采用与组织外科病理学一致的术语，被临床医师所接受。通常在报告癌细胞时，常报告组织学类型、细胞起源及肿瘤可能的解剖学位置；如果没有发现癌细胞则只报告"未找到癌细胞"。

2. 细胞学诊断　尽管细胞学诊断的准确性很重要，但临床上有些病例因采集的标本量不足或病变本身分类困难，有时很难获得明确的诊断。

【讨论】

在涂片观察时，按照"城垛式"观察的目的何在？

实验五　脱落细胞学涂片检查

【目的】

掌握各系统脱落细胞学标本中正常上皮细胞、良性病变细胞和肿瘤细胞的形态特点。

【原理】

各系统脱落细胞标本采用各自不同的标本制备方法，经固定、染色、封片后，在显微镜下观察正常细胞、良性病变细胞和肿瘤细胞的形态。

【材料】

光学显微镜、拭镜纸、记号笔、染色后的脱落细胞学涂片。

【操作】

先用低倍镜观察，发现异常细胞成分时，再转换高倍镜观察。

1. **女性生殖道脱落细胞学涂片检查结果**

（1）正常上皮细胞：表层鳞状上皮细胞、中层鳞状上皮细胞、副基底细胞、子宫颈管细胞、子宫内膜细胞。

（2）非上皮细胞成分：淋巴细胞、中性粒细胞、组织细胞等炎症细胞及阴道乳酸杆菌、真菌、滴虫、精子、黏液丝。

（3）反应性改变细胞：增生基底层细胞、鳞化细胞、修复细胞、角化不全细胞。

（4）异常上皮细胞：意义不明确的非典型鳞状上皮细胞、不除外上皮内高度病变的非典型鳞状上皮细胞、低级别鳞状上皮细胞内病变细胞、高级别鳞状上皮细胞内病变细胞、非典型腺细胞。

（5）恶性肿瘤细胞：角化型鳞癌细胞、非角化型鳞癌细胞、腺癌细胞。

2. **呼吸道脱落细胞学涂片检查结果**

（1）正常细胞：纤毛柱状上皮细胞、基底层细胞、杯状细胞、肺泡巨噬细胞、中性粒细胞、嗜酸性粒细胞、淋巴细胞等。

（2）非细胞成分：库什曼螺旋体、隐球菌、曲霉菌等。

（3）反应性改变细胞：多核纤毛柱状上皮细胞、衰亡纤毛柱状上皮细胞、乳头状增生纤毛柱状上皮细胞、增生基底层细胞、巴氏细胞、鳞化细胞等。

（4）恶性肿瘤细胞：角化型鳞癌细胞、非角化型鳞癌细胞、腺癌细胞、小细胞癌细胞、大细胞未分化癌细胞、神经内分泌肿瘤细胞、转移性癌细胞等。

3. **浆膜腔积液细胞学涂片检查结果**

（1）正常及良性病变细胞：正常间皮细胞、退变间皮细胞、增生间皮细胞、淋巴细胞、组织细胞、红细胞、嗜酸性粒细胞等。

（2）恶性肿瘤细胞：转移性腺癌细胞、转移性鳞癌细胞、转移性未分化癌细胞、上皮型恶性间皮瘤细胞、纤维型恶性间皮瘤细胞、混合型恶性间皮瘤细胞等。

4. **泌尿道脱落细胞学涂片检查结果**

（1）正常、反应性改变细胞：表层尿路上皮细胞、中层尿路上皮细胞、鳞状上皮细胞、柱状上皮细胞等。

（2）非上皮细胞成分：红细胞、中性粒细胞、嗜酸性粒细胞、淋巴细胞、浆细胞、吞噬细胞、细菌、真菌及精子等。

（3）肿瘤细胞：低级别尿路上皮肿瘤细胞、高级别尿路上皮癌细胞等。

【注意事项】

1. 在女性生殖道脱落细胞学涂片检查时，需要注意的是：

（1）基底层和副基底层鳞状上皮细胞：一般很少见，前者细胞较小，核质比高，染色质纤细；后者胞核大小、染色质粗细似前者，但细胞大，核质比较前者低，两者胞质均嗜碱性。

（2）中层鳞状上皮细胞：细胞核小、大小似副基底层细胞，但胞体大，核质比较小；胞核大小及染色质特点是细胞评定参考标准。

（3）子宫颈管上皮细胞：细胞稍大、常见分泌空泡，蜂窝状，可与子宫内膜腺上皮鉴别。

（4）细胞液基制片：因制片原因，原位癌和侵袭性癌特点难以辨认，有些鳞状细胞癌可判定为高级别鳞状上皮内病变。

2. 在呼吸道脱落细胞学涂片检查时，需要注意的是：

（1）只有见到吞噬细胞，才能证明是来自肺及支气管深部的标本；如缺少吞噬细胞，应重新采集标本。

（2）纤毛柱状上皮细胞的胞核位于基底部或中下 1/3，顶端有纤毛和终板，此为良性细胞的标志。

（3）鳞状上皮细胞大多来自口腔污染，常见于痰液标本中。

3. 在浆膜腔积液细胞学涂片检查时，需要注意的是：

（1）增生间皮细胞与腺癌细胞的鉴别：增生间皮细胞之间胞质一般不融合，有"开窗"现象（细胞交界处有空隙）。细胞团呈平面结构，无立体感；同一细胞团内的细胞之间结构松散，一般无拥挤、压迫现象；细胞胞体大小、核的大小、核之间距离、染色质粗细程度等的差异小。腺癌细胞常聚集成团，立体感明显，呈乳头状、镶边状、梅花状排列。

（2）积液细胞中增生和退变现象普遍存在，增生间皮细胞、腺癌细胞、上皮型恶性间皮瘤细胞在形态学上常有交叉重叠，可造成诊断困难，须结合细胞蜡块、组织学、免疫化学及临床资料综合分析。

4. 巴氏染色、H-E 染色适用于上皮性细胞及上皮来源肿瘤的观察，Diff-Quik 染色或 Wright 染色更有助于判断小细胞肿瘤和淋巴造血系统肿瘤。

5. 细胞学观察时应仔细观察全片，避免遗漏，注意鉴别诊断，慎重得出诊断性结论。

【讨论】

1. 如何鉴别低级别鳞状上皮内病变细胞和高级别鳞状上皮内病变细胞？

2. 怎样鉴别呼吸道脱落的角化型鳞癌细胞和非角化型鳞癌细胞？

3. 胸腹腔积液转移性腺癌和增生间皮细胞的鉴别点有哪些？

4. 高级别尿路上皮癌细胞的诊断要点有哪些？

实验六 细针吸取细胞学涂片检查

【目的】

掌握淋巴结和甲状腺结节细针吸取细胞学标本中正常上皮细胞、良性病变细胞和肿瘤细胞的形态特点。

【原理】

淋巴结、甲状腺结节穿刺取得抽出液,经涂片、固定、染色、封片后,在显微镜下观察淋巴结和甲状腺的正常细胞、良性病变细胞和肿瘤细胞的形态。

【材料】

光学显微镜、拭镜纸、记号笔、染色后的细针吸取细胞学涂片。

【操作】

先用低倍镜观察,发现异常细胞成分时再转换高倍镜或油镜观察。

1. 淋巴结细针吸取细胞学涂片检查结果

(1)正常淋巴结穿刺:多数成熟淋巴细胞、散在原淋巴细胞、幼淋巴细胞、单核细胞、浆细胞和免疫母细胞等。

(2)良性病变细胞

1)急性淋巴结炎:大量退变中性粒细胞,散在成熟淋巴细胞,吞噬细胞等。

2)慢性增生性淋巴结炎:多数成熟淋巴细胞,散在吞噬细胞伴胞质内吞噬颗粒等。

3)淋巴结结核:淋巴细胞、上皮样细胞、朗汉斯巨细胞、干酪样坏死等。

(3)恶性肿瘤细胞

1)霍奇金淋巴瘤:淋巴细胞、R-S 细胞、镜影细胞。

2)非霍奇金淋巴瘤:B 细胞淋巴瘤细胞、T 细胞淋巴瘤细胞、NK 细胞淋巴瘤细胞等。

3)淋巴结转移性恶性肿瘤:鳞癌细胞、腺癌细胞、未分化癌细胞、恶性黑色瘤细胞等。

2. 甲状腺结节细针吸取细胞学涂片检查结果

(1)甲状腺良性病变:常见为结节性甲状腺肿,可见增生滤泡上皮细胞、胶质等。

(2)甲状腺滤泡性肿瘤:大小不一的 Hürthle 细胞。

(3)甲状腺恶性病变:常见为经典型甲状腺乳头状癌,可见异型甲状腺滤泡上皮细胞排列呈乳头状、漩涡状、洋葱皮状或车轮状;毛玻璃样核、核沟、假包涵体、砂粒体、多核巨细胞等。

【注意事项】

1. 淋巴结细针吸取细胞学涂片常采用干燥固定,Diff-Quik 染色,细胞有肿胀退变,应注意与巴氏染色,H-E 染色的区别。

2. 诊断淋巴瘤需结合细胞蜡块或活检及免疫化学等辅助检查,诊断淋巴结转移性恶性肿瘤应结合临床病史。

3. 甲状腺结节细针吸取细胞学涂片报告系统为 Bethesda 报告系统。

4. 细胞学观察时应仔细观察全片,避免遗漏,注意鉴别诊断。

【讨论】

1. 淋巴结结核的穿刺细胞学特点有哪些?

2. 霍奇金淋巴瘤具有诊断价值的细胞形态特点有哪些?

3. 经典型甲状腺乳头状癌的细胞学特点有哪些?

(葛晓军　何秋香)

第十二章 液体活检技术

实验一 血液中游离循环肿瘤DNA提取

【目的】

掌握血液中游离循环肿瘤DNA（ctDNA）提取的内容和方法。

【原理】

离心柱型提取方法采用可以特异性结合核酸的离心吸附柱和独特的缓冲液系统，样品裂解后，DNA在高盐条件下与硅胶膜结合，在低盐、高pH时DNA从硅胶膜上洗脱下来。

【材料】

1. **器材** 高速离心机，微量移液器，漩涡混匀仪，荧光定量仪，计时器。

2. **试剂** 无核酸酶水（NFW），无水乙醇，微量样品基因组DNA提取试剂盒，核酸定量试剂。

3. **标本** 静脉血。

【操作】

1. **试剂准备** 使用前先在变性缓冲液和漂洗缓冲液中加入无水乙醇配制应用液。

2. **样本准备** 取1～100µl血液到1.5ml的离心管中。不足100µl的血液样本加裂解液补足到100µl。

3. **DNA裂解** 加入10µl的蛋白酶K溶液。可加入5µl核糖核酸酶A（100mg/ml）溶液去除RNA。振荡15秒，室温放置5分钟。加入100µl的结合缓冲液，轻轻颠倒混匀，离心以去除管盖内壁的液滴。56℃温浴10分钟，并不时轻摇样品。

4. **DNA纯化**

（1）加入50µl乙醇（96%～100%），如果室温超过25℃，需将乙醇置冰上预冷。轻轻颠倒混匀样品，室温放置3分钟。离心以去除管盖内壁的液滴。

（2）将上一步所得溶液都加到一个吸附柱中（吸附柱放入收集管中），13 400×g离心30秒，弃废液，将吸附柱放回收集管中。

（3）向吸附柱中加入500µl变性缓冲液，13 400×g离心30秒，弃废液，将吸附柱放回收集管中。

（4）向吸附柱中加入600µl漂洗缓冲液13 400×g离心30秒，弃废液，将吸附柱放回收集管中。

（5）重复操作步骤（4）。

（6）13 400×g离心2分钟，倒掉废液。将吸附柱置于室温放置2～5分钟，以彻底晾干吸附材料中残余的漂洗液。

5. DNA 洗脱 将吸附柱转入一个干净的离心管中,向吸附膜中间位置悬空滴加 20～50μl 洗脱缓冲液 TB,室温放置 2～5 分钟,13 400×g 离心 2 分钟,将溶液收集到离心管中。

6. DNA 浓度测定 按照荧光定量仪标准操作流程测定提取 DNA 浓度,用于后续分析。

【参考区间】

健康人检测不到 ctDNA。

【注意事项】

1. 加入结合缓冲液时可能会产生白色沉淀,56℃放置时会消失,如溶液未变清亮,说明细胞裂解不彻底,可能导致提取 DNA 量少和提取出的 DNA 不纯。

2. 漂洗液中乙醇的残留会影响后续的酶反应(酶切、PCR 等)实验,因此需要充分晾干除去漂洗液。

3. 洗脱缓冲液体积不应少于 20μl,体积过小影响回收效率。可将离心得到的溶液再次加入吸附柱中,室温放置 2 分钟,13 400×g 离心 2 分钟,增加基因组 DNA 的得率。

4. 洗脱液的 pH 对于洗脱效率有很大影响。若用水做洗脱液应保证其 pH 在 7.0～8.5,pH<7.0 会降低洗脱效率;且 DNA 产物应保存在 −20℃。

【讨论】

简述离心柱法提取 DNA 的优点。

实验二 循环肿瘤细胞的阴性富集

【目的】

掌握循环肿瘤细胞(CTC)阴性富集的内容和方法。

【原理】

阴性富集法主要采用 CD45 和 CD61 去除白细胞、巨噬细胞和血小板,实现负向筛选。

【材料】

1. **器材** 低速大容量离心机、垂直混匀仪、磁力架、摇床、显微镜。
2. **试剂** 人外周血白细胞去除试剂,巴氏染色液。
3. **标本** 静脉血。

【操作】

1. **裂解红细胞** 取 4ml 全血标本加入离心管中,加入磷酸盐缓冲液(CS1)补充到 45ml,在室温下 650×g 离心 5 分钟,吸去上清液,留 10ml 于离心管,轻摇离心管混匀沉淀细胞。加红细胞去除液(CS2)至 45ml,将离心管置于室温 8 分钟,于垂直混匀仪混匀后在室温下 650×g 离心 5 分钟,弃去上清液至 500μl;轻摇离心管混匀沉淀细胞后,补加 CS1 缓冲液至 5ml。

2. CD45 和 CD61 磁珠筛选

（1）取包被 CD45 和 CD61 磁微粒混悬液，加入 1ml CS1 缓冲液轻柔吹打混匀，放置于磁力架上静置 1 分钟，弃去上清液。重复洗涤 3 次后，用 CS1 缓冲液重悬磁微粒至 150μl。

（2）在步骤（1）中处理好的样本中缓慢加入磁微粒，调节摇床摇速至 120 次 /min，室温下摇动 20 分钟。

（3）先于 50ml 新的离心管中加入 3ml CS3 缓冲液（分离介质，金属盐、PBS 等），将（2）中的所有液体轻轻叠加到 CS3 顶层，室温 300×g 离心 5 分钟。

（4）离心后可见 3 层溶液，轻柔吸取最上面的 2 层溶液，移至一个新的 15ml 离心管中，加入 CS1 缓冲液至 14ml，轻柔颠倒混匀 3 次后在室温下 950×g 离心 5 分钟，弃上清液至 300μl，加入 1ml CS1，重悬沉淀细胞。

（5）将标本转移至新的 2ml 离心管中，靠于磁力架上 2～3 分钟（过程中用枪头轻轻吹打液体），将液体分别转移到新的 1.5ml 离心管中，室温下 2 070×g 离心 3 分钟，弃去上清液至 100μl。

3. CTC 检测
制备涂片巴氏染色观察 CTC（见第十一章实验三），也可联合免疫荧光染色和 FISH 技术检测 CTC。

【参考区间】

未见肿瘤细胞。

【注意事项】

1. 操作过程中动作要轻柔。
2. 免疫磁珠阴性富集也可用于浆膜腔积液样本。

【讨论】

阴性富集的优缺点有哪些？

实验三　外泌体提取和分离

【目的】

了解外泌体分析的经典流程。

【原理】

外泌体是液态活检的重要内容，其运载核酸、蛋白质等生物信息物质，是应用价值很高的液态活检标本。外泌体分析首先要进行提取和鉴定。经典的外泌体检测技术包括利用外泌体密度为 1.15～1.19g/ml 的特点，通过超速离心法分离纯化样本中的外泌体，在此基础上通过透射电镜鉴定其是否具有"杯形"或"双凹蝶形"形态特点；另外要通过免疫印迹技术对外泌体的蛋白质标志物进行分析，同时还需通过纳米颗粒跟踪分析技术分析其粒径是否在 30～100nm。

【材料】

1. 器材

（1）超速离心机、离心管和角转头或水平转头、台式高速离心机、冷冻离心机、−80℃冰箱、透射电镜相关器材（含碳支持膜的铜网、透射电镜等）、免疫印迹相关器材（电泳仪、滤纸、PVDF膜等）、纳米颗粒跟踪分析仪及相关器材。

（2）适用于超离心转头的聚合物管或聚碳酸酯离心瓶、注射器、超滤离心管等。

2. 试剂 磷酸盐缓冲液（PBS）、Tris缓冲液（TBS）、负染色剂、蒸馏水、免疫印迹相关试剂（分离胶溶液、浓缩胶溶液、各种缓冲液、一抗和二抗工作液）等。

3. 标本 50ml细胞培养液上清液。

【操作】

1. 分离提纯外泌体

（1）第一次离心：收集50ml细胞培养上清液，在4℃条件下以300×g离心10分钟。

（2）第二次离心：4℃条件下以2 000×g离心20分钟。

（3）第三次离心：上清液转移到离心管中，4℃条件下以10 000×g离心30分钟。

（4）第四次离心：上清液转移到同样规格的无菌离心管中，用记号笔在离心管底部标记、定位沉淀的位置，4℃条件下以100 000×g离心70分钟。

（5）保存待测：去除上清液，用适量体积的1×PBS重悬沉淀。-80℃冰箱保存。

2. 鉴定外泌体形态 将提取的外泌体重悬液加在含碳支持膜的铜网上，吸附后滴加负染色溶剂，后用蒸馏水洗涤，待室温干燥后即可用电镜观察。

3. 分析外泌体蛋白标记

（1）制胶：首先按试剂配方配制分离胶和浓缩胶，将适量配制好的分离胶溶液加入两块玻璃板中间，待分离胶完全凝固后，迅速加配制好的浓缩胶溶液至玻璃板顶端，立即插入梳子。

（2）电泳：在电泳槽内加入足够的新鲜配制的电泳缓冲液，将电泳装置与电源连接，先以75～80V电压进行电泳，后调电压至100～110V，其间适时观察电泳情况直至溴酚蓝全部跑出分离胶，立即关闭电泳。

（3）电转移：电泳结束后将胶条割至合适大小，裁剪合适大小的PVDF膜，转膜装置从下至上依次按阴极碳板、3层滤纸、凝胶、PVDF膜、3层滤纸、阳极碳板的顺序放好。连通电源，200mA恒流转膜1小时。

（4）免疫反应：转膜完成后，用0.01mol/L磷酸盐缓冲液洗膜3次，每次5分钟，去除转膜液中的甲醇；以5%的脱脂牛奶粉溶于Tris-HCl缓冲液中，室温、摇床上缓慢摇动封闭1小时；将封闭后的膜放入一抗工作液，并置于4℃条件下孵育过夜。反应结束后，用Tris-HCl缓冲液清洗3次，每次10分钟，室温下缓慢摇动洗涤；将膜置于提前稀释至所需浓度的二抗液中，室温放置30分钟。反应结束后，将膜取出，清洗3次，每次10分钟，室温下缓慢摇动洗涤。

（5）曝光及洗片：放入发光液，静置2分钟，选择合适的位置拍照收集图像。

4. 分析外泌体粒径 该操作由专业人员进行。

5. 操作流程 见图12-1。

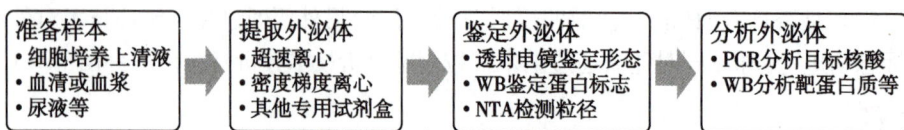

图12-1 外泌体检测流程
WB，蛋白质印迹；NTA，纳米颗粒跟踪分析技术。

【注意事项】

1. 超速离心分离提纯外泌体

（1）所有离心管内液体应加到总体积 3/4 处，如果不足用 PBS 补足。

（2）离心前离心管必须配平，不平时用 PBS 调整。

（3）对于角转头，离心后应倒出上清液而不应使用移液管吸出上清，收集沉淀时应上下冲洗（离心管朝下的底部及两侧）使之重悬。

（4）对于水平转头，使用移液管取出上清液，在沉淀上方留下 2mm 的上清液。收集沉淀时应冲洗离心管的底部。

2. 透射电镜鉴定外泌体形态　透射电镜放大倍数不是越大越好。

3. 免疫印迹技术鉴定蛋白标记

（1）一抗和二抗工作液的稀释度、作用时间和温度要经过预实验确定最佳条件。

（2）显色液必须新鲜配制使用。

（3）操作时要小心仔细，注意个人防护。

【讨论】

请叙述经典的外泌体分离和鉴定的主要流程。

（张丽霞　唐　敏）

第十三章 综合性实验

实验一　血细胞分析仪体液细胞计数综合实验

【背景】

自动血细胞分析仪是临床血液分析常用的检验仪器,虽然部分自动血细胞分析仪具备体液检测模式,但显微镜计数法仍是体液细胞计数常用方法,那么可以用自动血细胞分析仪来进行体液细胞计数吗?

【目的】

探索自动血细胞分析仪对体液(脑脊液、胸腔积液、腹腔积液)细胞计数的可行性。

【原理】

体液(脑脊液、胸腔积液、腹腔积液)细胞计数包括细胞总数、有核细胞数及有核细胞分类计数,计数方法常用显微镜计数法。传统的血细胞计数方法也是显微镜计数法,但现在主要使用自动血细胞分析仪计数法。

【材料】

1. 器材　自动血细胞分析仪,显微镜,改良牛鲍血细胞计数板,微量吸管等。

2. 试剂　血细胞分析仪配套试剂,生理盐水或红细胞稀释液、冰乙酸、白细胞稀释液,Wright 染液。

3. 标本　至少 10 份不同细胞含量的新鲜脑脊液样本或抗凝胸腔积液(或腹腔积液)样本。

【操作】

1. 用显微镜计数法检测上述新鲜脑脊液样本或抗凝胸腔积液(或腹腔积液)样本,得出细胞总数、有核细胞数及有核细胞分类结果,并记录。

2. 用自动血细胞分析仪检测上述新鲜脑脊液样本或抗凝胸腔积液(或腹腔积液)样本,记录红细胞数、白细胞数及白细胞分类计数结果。

3. 比较分析上述两种方法的结果,包括红细胞数、有核细胞数、多个核细胞数、单个核细胞数的一致性。

【注意事项】

1. 脑脊液、胸腔积液(或腹腔积液)样本不能有凝块　如浑浊或因穿刺出血的脑脊液标本,须离心沉淀,吸取上清液进行检查,同时报告结果时应注明穿刺出血。胸腔积液(或腹腔积液)样本,应尽量减少穿刺出血对细胞计数的干扰,并加入 100mg/ml $EDTA-K_2$ 抗凝(每

0.1ml 可抗凝 6ml 标本），避免标本凝固。

2. 显微镜法 脑脊液、胸腔积液（或腹腔积液）细胞总数、有核细胞数及有核细胞分类计数按脑脊液、浆膜腔积液检验所述方法进行。

3. 血细胞分析仪法 脑脊液、胸腔积液（或腹腔积液）检测按自动血细胞分析仪操作程序规范检测，具有体液检测模式的血细胞分析仪按体液检测模式进行。

【讨论】

1. 自动血细胞分析仪什么情况下可以进行脑脊液、胸腔积液（或腹腔积液）细胞计数，为什么？

2. 试分析自动血细胞分析仪进行脑脊液、胸腔积液（或腹腔积液）细胞计数应注意哪些问题？

实验二 尿液、脑脊液、浆膜腔积液蛋白质定性综合实验

【背景】

实习同学张××，在临床检验实验室收到一份脑脊液标本，张××将脑脊液标本通过干化学尿液分析仪进行了蛋白质定性，检查结果为蛋白质（PRO）阴性。请问该检查方式合理吗？结果可以审核发出吗？

【目的】

探索不同体液样本蛋白质定性检验方法设计的合理性。

【原理】

尿液、脑脊液、浆膜腔积液蛋白质含量不同，形成的机制不同，临床上根据尿液、脑脊液、浆膜腔积液蛋白质定性检查的目的蛋白质成分不同，设计了不同的检测方法。

【材料】

1. 器材 干化学尿液分析仪、小试管、试管架、刻度吸管、滴管。

2. 试剂 干化学尿液分析仪配套试带、饱和苯酚溶液、蒸馏水、冰乙酸。

3. 标本 新鲜尿液、脑脊液、浆膜腔积液蛋白质阳性样本。

【操作】

1. 新鲜尿液、脑脊液、浆膜腔积液蛋白质阳性样本，分别用干化学尿液分析仪及配套试带检测，记录蛋白质定性检验结果。

2. 新鲜尿液、脑脊液、浆膜腔积液蛋白质阳性样本，分别进行潘迪试验，记录检验结果。

3. 新鲜尿液、脑脊液、浆膜腔积液蛋白质阳性样本，分别进行黏蛋白定性试验，记录检验结果。

4. 分析上述蛋白质定性检验结果。

【注意事项】

1. 各项检测均按照干化学尿液分析仪法、潘迪试验和黏蛋白定性试验规范程序进行。

2.其他见干化学尿液分析仪法、潘迪试验和黏蛋白定性试验注意事项。

【讨论】

1.尿液、脑脊液、浆膜腔积液蛋白质检查的目的蛋白分别是什么?

2.临床上可以将脑脊液、浆膜腔积液蛋白质定性检查通过干化学尿液分析仪检查吗?为什么?

3.黏蛋白定性试验能否用于尿液、脑脊液标本中的蛋白质定性检测?

4.潘迪试验能否用于尿液、浆膜腔积液中的蛋白质定性检测?

（胡志坚）

第十四章 设计性实验

实验一　血细胞检验设计性实验

【背景】

患者资料：患者出现面色、甲床苍白，无呕血、黑便、血尿，无头晕、乏力、骨痛，无皮疹、心慌、乏力等不适。发病以来精神、睡眠尚可，饮食差，大小便如常，体重无明显变化。为进一步诊断，医生让患者到检验科做血液分析检查。

【目的】

明确血液分析报告单，血细胞分析仪直方图、散点图及报警提示信息，血细胞形态学检查，网织红细胞计数等结果对贫血的初步判断。掌握血细胞分析仪结果的分析及复检规则，并能根据复检规则对检测结果进行复检，发出准确可靠的检验报告。

【原理】

血液一般检测是对血液成分的基础指标进行数字值测定、形态学描述的实验室检查。血液取材方便，测试快捷，能反映患者生理、病理状态的基本信息，为临床疾病诊断的常用首选检查，为某些血液病的诊断提供重要依据。数字值多来源于血液分析仪，但仍有部分指标需再经过镜检阅片确认以减少漏检误诊。

【流程】

1. **分组讨论**　明确实验目的、实验对象（再生障碍性贫血标本、溶血性贫血标本、失血性贫血标本、缺铁性贫血标本等），随机盲抽编号的 EDTA-K_2 抗凝静脉血。

2. **小组分工**

（1）随机盲抽编号的 EDTA-K_2 抗凝静脉血上机进行检测，记录实验结果，对仪器数字值、图形信息、报警提示信息等进行分析和文献查阅。

（2）参考实验室复检规则对仪器结果进行相应的复检操作，如血涂片复检等，出具最终血液分析报告单。

（3）分析报告单并参考血涂片复检信息，判断有无贫血及贫血程度，并对贫血类型进行初步判断。

（4）根据查阅文献拟定下一步检测项目：如网织红细胞计数，必要的临床生物化学检查、免疫学检查，骨髓检查等。

（5）根据提供血液标本的患者完整病历，进行临床诊断的对比、分析、讨论。

3. **完成报告**　包括实验目的、实验设计、实验结果、实验讨论等内容。

【注意事项】

1. 实验目的和内容可根据具体情况调整，可以只选择其中任一项目完成，如单独的复检规则的设计，单独病例的临床诊断思路的设计等。

2. 各临床实验室制定了本室切实可行的复检规则，学生实验设计时可参考国际血液学复检专家组（International Consensus Group for Hematology Review）建议的 41 条复检规则。

3. 选择病例时尽量选择单一病种进行，完整病历资料在小组完成所有实验设计、操作、分析后再提供。

实验二　尿液检验设计性实验

【背景】

患者资料：患者，男性，45 岁。9 年前出现尿频、尿急症状，夜尿 5～8 次，无发热、腰痛、肉眼血尿，无脓尿，未予重视。3 个月前曾出现全程肉眼血尿，色暗红，可见不规则状血块，尿频、尿急较前有所加重。就近诊所输液治疗后好转。实验室检查：干化学尿液 BLD（+），尿有形成分分析白细胞 32 个 /μl，红细胞 110 个 /μl。

【目的】

明确尿液检查的包含干化学尿液分析，尿液有形成分分析，人工镜检等。为了降低漏诊率，最大限度地满足临床需要，需出具尿液检验联合分析报告，掌握在尿液检验综合报告中的复检规则，复检流程等。

【原理】

当干化学尿液分析和有形成分分析出现阳性结果或可疑结果时，均应采用相应的如标准尿沉渣检查法等进行复检。

【流程】

1. **分组讨论**　明确实验目的、实验对象（如隐血、粒细胞酯酶、葡萄糖和蛋白异常结果尿液），随机盲抽编号的尿液标本。

2. **小组分工**

（1）将尿液上机进行检测，记录实验结果，对仪器数字值、图形信息、报警提示信息等进行分析和文献查阅。

（2）参考实验室复检规则对仪器结果进行相应的复检操作，出具最终尿液检验联合分析报告，分析出现阳性结果或可疑结果的可能。

（3）根据提供尿液标本的患者完整病历，进行临床诊断的对比、分析、讨论。

（4）根据查阅文献拟定下一步检测项目：如尿红细胞位相，必要的临床生物化学检查、免疫学检查，细胞染色检查等。

3. **完成报告**　包括实验目的、实验设计、实验结果、实验讨论等内容。

【注意事项】

1. 实验目的和内容可根据具体情况调整，可以只选择单独的复检规则的设计（可以扩展到复检规则的建立与验证），单独病例的临床诊断思路的设计等。

2. 在复检过程中可以参考本临床实验室建立并验证的复检规则。

3. 完整病历资料在小组完成所有实验设计、操作、分析后再提供。

实验三　脑脊液检验设计性实验

【背景】

患者，男性，23岁，1年前诊断为急性早幼粒细胞白血病。1周前自诉劳累后出现视力下降伴头晕，有呕吐，无视物旋转，无明显头痛。无微热发寒，无腹痛腹泻，无胸闷胸痛，食欲睡眠尚可。体温36.5℃，脉搏78次/min，呼吸18次/min，血压139/84mmHg。全身浅表淋巴结未及明显肿大。左侧瞳孔对光反射稍迟钝，眼结膜未见出血，咽部无充血，扁桃体无肿大，肝脾肋下未触及。眼眶MR平扫未见明显异常。

【目的】

掌握脑脊液检验的内容、方法和临床意义。熟悉常见中枢神经系统疾病的脑脊液改变及诊断思路。引导学生运用知识技能深入思考探究，培养学生的实际应用能力和综合素质。

【原理】

脑脊液是循环流动于脑室、蛛网膜下腔和脊髓中央管中的一种无色特别液体。正常情况下，其含有与血浆相等或者稍低的细胞和化学成分。但在病理情况下，中枢神经系统任何部分发生器质性病变时，脑脊液的容量和成分可能发生改变，对于原发或者转移肿瘤，在脑脊液中可查见相应的肿瘤细胞。因此通过检测脑脊液中各项指标的变化，细胞学的改变，对中枢神经系统疾病的诊断和鉴别诊断、治疗效果观察和预后判断具有重要价值。

【材料】

1. **器材和试剂**　学生根据完成实验要求，自行选择合适的器材和试剂。

2. **标本**　脑脊液标本。

【流程】

1. **分组讨论**　根据病史和体格检查分析该患者可能的临床诊断及病因，并说明理由。设计后续相关实验，并列出实验步骤。

2. **小组分工**　实验操作、实验记录、实验数据分析和文献查询。

3. **具体分析**　根据该患者实验室检查结果，分析可能导致脑脊液病理改变的原因，并提出需要做哪些进一步检查。

4. **完成报告**　包括实验目的、实验设计、实验结果、实验讨论等内容。

【注意事项】

1. 实验内容可以根据具体案例进行调整，可以采用其他中枢神经系统疾病。

2. 注意操作规范性，保证结果准确，具体注意事项参考相关实验。

【讨论】

常见中枢神经系统疾病脑脊液检验指标如何变化？如何帮助临床鉴别？

实验四　浆膜腔积液检验设计性实验

【背景】

患者，男性，28 岁，因"咳嗽、发热 4 天余"入院。患者 4 天前出现咳嗽，伴少量黏液痰，每日 5～6 次，伴胸口持续性钝痛，低热，体温多波动于 37.3～38℃，多在午后出现。平素体健，有吸烟、饮酒史。体格检查：体温 36.5℃，脉搏 65 次 /min，呼吸 15 次 /min，血压 120/94mmHg。胸廓对称，无胸壁静脉曲张及皮下气肿。两侧呼吸运动平稳，无肋间隙增宽或狭窄，两肺呼吸活动度及语颤对称，无胸膜摩擦感，两肺叩诊清音、呼吸音粗，右肺中叶可闻及少许湿啰音。心律齐，各瓣膜区未闻及病理性杂音。腹平，未见胃肠型及胃肠蠕动波，无腹壁静脉曲张，腹软，无压痛、反跳痛及肌紧张，肝脾肋下未及，Murphy 征阴性，全腹未及包块，肝肾区无叩击痛，移动性浊音阴性，肠鸣音 3 次 /min。双下肢无水肿。胸部正位 X 线片提示：右侧胸腔积液。

【目的】

掌握浆膜腔积液检验的内容、方法和临床意义。熟悉常见浆膜腔积液的病因及诊断思路，引导学生运用知识技能深入思考探究，培养学生的实际应用能力和综合素质。

【原理】

病理情况下，大量液体在浆膜腔内潴留，根据积液产生的原因及性质不同，浆膜腔积液可分为漏出液和渗出液。确定浆膜腔积液的性质，对疾病的诊断和治疗有重要意义。

【材料】

1. **器材和试剂**　学生根据完成实验要求，自行选择合适的器材和试剂。
2. **标本**　浆膜腔穿刺液标本。

【流程】

1. **分组讨论**　根据病史和体格检查分析该患者可能导致胸腔积液的原因，并说明理由。设计后续相关实验，并列出实验步骤。
2. **小组分工**　实验操作、实验记录、实验数据分析和文献查询。
3. **结果分析**　具体分析该患者实验室检查结果，分析可能导致浆膜腔积液的原因。
4. **完成报告**　包括实验目的、实验设计、实验结果、实验讨论等内容。

【注意事项】

1. 实验内容可以根据具体案例进行调整，可以采用其他导致浆膜腔积液的疾病。
2. 注意操作规范性，保证结果准确，具体注意事项参考相关实验。

【讨论】

请结合实验室结果提出可能的诊断，说明理由。还可做哪些实验室检验项目，帮助临床医生明确胸腔积液的原因？

实验五　维生素 C 对尿液化学成分检验的影响设计性实验

【背景】

某住院患者，自述糖尿病多年，入院后空腹血糖升高，但尿糖结果有时阳性有时阴性，临床医生与检验科沟通，对尿糖结果表示怀疑。检验科医生询问患者入院治疗情况，怀疑尿液结果可能受到维生素 C 的干扰。

【目的】

了解维生素 C 对尿液常用化学定性检测项目的影响，并对检测结果进行合理解释。

【原理】

尿液中普遍存在维生素 C，而具有还原性的维生素 C 对尿液某些化学定性检测项目有较大干扰，导致某些检测项目假阳性结果，而另一些检测结果可呈假阴性结果。

【流程】

1. **分组讨论**　明确实验目的、实验对象（正常尿液标本、尿糖阳性标本和蛋白阳性标本）、处理因素（低、中、高浓度维生素 C）和实验方法（干化学法、磺基水杨酸法、加热乙酸法和班氏法等），在此基础上查阅文献，列出实验步骤。
2. **小组分工**　实验准备、实验操作、实验记录、实验数据分析和文献查询。
3. **完成报告**　包括实验目的、实验设计、实验结果、实验讨论等内容。

【注意事项】

1. 实验目的和内容可根据具体情况调整，如：①高浓度维生素 C 对尿糖阳性标本的干化学尿液检测结果的影响；②维生素 C 对尿糖不同检测方法的影响等。
2. 为保证实验结果的准确性，在进行干化学尿液检测、尿化学成分手工检测（磺基水杨酸法和加热乙酸法检测尿蛋白、班氏法检测尿糖）要注意操作规范性，尤其注意尿酸碱度的调整（维生素 C 为酸性）。
3. 应注意由于不同厂家的干化学试纸条可能添加有不同浓度的碘酸盐层，以去除尿液中低浓度维生素 C 的干扰，建议维生素 C 浓度至少设置低、高两个浓度进行对照。

【讨论】

结合实验结果和文献查阅情况，罗列维生素 C 对干化学尿液检测项目哪些检测结果有影响？其可能的原因是什么？

实验六　青霉素对尿液化学成分检验的影响设计性实验

【背景】

患者，男性，17 岁，咽痛发热 1 周，血尿 1 天入院。入院后尿常规蛋白为阴性，与入院门诊检测结果[蛋白(++)]不符。临床医生与检验科沟通，对尿液结果提出怀疑，检验科询问患者入院用药情况和尿液采集情况，考虑青霉素药物对尿液结果有干扰。

【目的】

了解青霉素类药物对尿液常用化学定性检测项目的影响，并对检测结果进行合理解释。

【原理】

青霉素类药物是临床常用抗生素，其对尿液某些化学定性检测项目有较大干扰，导致某些检测项目与实际情况不符。

【流程】

1. **分组讨论**　明确实验目的、实验对象（正常尿液标本、蛋白阳性标本）、处理因素（低、中、高浓度青霉素）和实验方法（干化学法、磺基水杨酸法、加热乙酸法和班氏法等），在此基础上查阅文献，列出实验步骤。

2. **小组分工**　实验操作、实验记录、实验数据分析和文献查询。

3. **完成报告**　包括实验目的、实验设计、实验结果、实验讨论等内容。

【注意事项】

1. 实验目的和内容可根据具体情况调整，如：①高浓度青霉素对尿蛋白阳性标本的干化学尿液检测结果的影响；②青霉素对尿蛋白不同检测方法的影响等。

2. 为保证实验结果的准确性，在进行干化学尿液检测、尿化学成分手工检测（磺基水杨酸法和加热乙酸法检测尿蛋白、班氏法检测尿糖）要注意操作规范性，尤其注意尿酸碱度的调整。

3. 建议青霉素浓度至少设置低、高两个浓度进行对照。

【讨论】

结合实验结果和文献查阅情况，罗列青霉素对干化学尿液检测项目哪些检测结果有影响？其可能的原因是什么？如何利用手工法蛋白定性实验排除青霉素对尿蛋白的干扰？

（王世君　张丽霞　唐　敏）